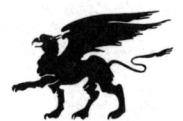

Claus Derra
Corinna Schilling

Achtsamkeit und Schmerz

Stress, Schlafstörungen, Stimmungsschwankungen und Schmerz wirksam lindern

Buch und Hör-CD
Mit Zusatzmaterial zum Download

Klett-Cotta

Die digitalen Zusatzmaterialien sowie die Audio-Dateien der Hör-CD haben wir zum Download auf www.klett-cotta.de bereitgestellt. Geben Sie im Suchfeld auf unserer Homepage den folgenden Such-Code ein: **OM96099**

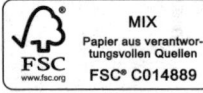

Fünfte Auflage, 2022

Klett-Cotta
www.klett-cotta.de
© 2017 by J. G. Cotta'sche Buchhandlung
Nachfolger GmbH, gegr. 1659, Stuttgart
Alle Rechte vorbehalten
Printed in Germany
Cover: Bettina Herrmann, Stuttgart
unter Verwendung eines Fotos von © the cramped/photocase.de
Zeichnungen: berger design, Solingen
Gesetzt von Eberl & Koesel Studio, Altusried-Krugzell
Gedruckt und gebunden von Friedrich Pustet GmbH & Co. KG, Regensburg
ISBN 978-3-608-96099-0

Bibliografische Information der Deutschen Nationalbibliothek
Die Deutsche Nationalbibliothek verzeichnet diese Publikation in der
Deutschen Nationalbibliografie; detaillierte bibliografische Daten
sind im Internet über http://dnb.d-nb.de abrufbar.

Inhalt

Einführung 9

1 Achtsamkeit, Gesundheit und Gutes Leben 15

Was bedeuten Achtsamkeit, Gesundheit und Gutes Leben? 15
Psychosoziale Aspekte des Krankseins –
   das Bio-Psycho-Soziale Modell 20
Von der Pathogenese zur Salutogenese 23
Das Bio-Psycho-Soziale Gesundheitsmodell:
   Was hält uns gesund? 28
   Wie halte ich meinen Körper gesund? 30
   Was tue ich für meine Seele? 33
   Wie gestalte ich meine Beziehungen? 36
   Wie kann ich meine Konflikte gut lösen? 41
   Wie bin ich im Leben verwurzelt? Wo gehöre ich hin? 43
Schutzfaktoren für gesundes Leben und Resilienz 47
Achtsamkeit in der Alternativmedizin 49
Traditionelle Chinesische Medizin (TCM) und Akupunktur 53
Wie wir uns beeinflussen können –
   Imagination und Autosuggestion 56

2 Körperschmerz – Seelenschmerz ... 61

Akuter Schmerz versus chronischer Schmerz ... 63
Warum Schmerz immer im Gehirn entsteht ... 66
Wie kommt es zu chronischen Schmerzen? ... 78
Schmerztagebuch und Achtsamkeit ... 84
Welchen Schmerz habe ich eigentlich –
   das bio-psycho-soziale Schmerzmodell ... 103
Warum leiden Frauen 3 × häufiger unter Schmerz als Männer? ... 110
Was kann ich vom Arzt/Therapeuten erwarten –
   was muss ich selbst tun? ... 113

3 Stress, Burn-out, Stimmungsschwankungen und Schlafstörungen ... 115

Stress und Stressbewältigung, wirksamer Stressabbau ... 115
   Strategien der Stressbewältigung ... 122
   Zur Stressimmunisierung ... 129
   Stress, Burn-out und Depression ... 130
   Depression ... 135
Ängste und Angststörungen ... 137
   Zusammenhang zwischen Angst und Schmerz ... 144
Schlafstörungen ... 146
Wenn Stress chronische Schmerzen macht ... 153
Zusammenarbeit bei der Behandlung ... 158

4 Täglich 37 achtsame Minuten gegen Stress und Schmerz ... 164

Warum 37 Minuten? ... 164
Bewegungsübungen ... 169
   Der Schrankenwärter ... 170
   Der Kirschenklauer ... 171
   Der Stadtrat ... 172
   Frau Müller – Frau Meier ... 173
   Nein, Waldi, der Kühlschrank bleibt heute zu ... 174
   Zeitrahmen und Wiederholungen der Bewegungsübungen ... 175
Die Entspannungsübungen – Aktive Entspannung ... 175
Achtsamkeit und Aufmerksamkeitslenkung ... 180
Das Schmerz-lass-nach-Ritual ... 182
   Starker Schmerz, was hilft dann? ... 186
Autosuggestion – die Kraft unserer Gedanken ... 187
   Entwickeln ... 189
   Wiederholen ... 191
   Verändern ... 193
   Anwenden ... 193

5 Lebensstiländerungen beginnen morgens ... 195

Was Sie tun können, damit dieses Buch nicht im
Bücherschrank landet ... 195
Bohnen und Rosinen für die Achtsamkeit ... 197
Alltagsstrategien der Achtsamkeit ... 200
Tagebuch Gutes Leben – 15 achtsame Momente,
die zu beachten sind ... 206
Welche Erfahrungen und Werte sind mir wichtig? ... 212
Wie kann ich mit »Rückfällen« umgehen? ... 216
Wie kann nun die Idee einer Lebensstiländerung nachhaltig wirken? ... 217

Nachwort ... 220

Anhang ... 222

Hinweise zum Online-Material ... 222
Erklärung der verwendeten Symbole ... 223
Kopfkino zum Ausprobieren – Inhalt der CD ... 224
Umgang mit der CD – was gilt es zu beachten? ... 225
Nützliche Adressen von Selbsthilfegruppen ... 228
Literatur für Patientinnen und Patienten ... 229
Literatur für Therapeutinnen und Therapeuten ... 231
Literaturverzeichnis zum Buch ... 232

Einführung

Achtsamkeit und Schmerz – wie passt das eigentlich zusammen?

Viele wissenschaftliche Untersuchungen belegen ganz klar, wie wichtig Elemente aus dem Bereich der Achtsamkeit bei der Behandlung von Patienten mit chronischen Schmerzen sind. Achtsamkeit verbessert das innere Gleichgewicht von Denken, Fühlen, Körperwahrnehmung und Handeln.

In der Realität zeigt sich jedoch, dass die sehr wirksamen, achtsamkeitsbasierten Methoden kaum (mehr) angewendet werden, sobald der Symptomdruck hoch und anhaltend ist. Länger andauernder Schmerz, Tinnitus, Schwindel, Ängste, starke Stimmungsschwankungen, Stress, Burn-out und Schlaflosigkeit sind oft derart quälend, dass die Aufmerksamkeit wie ein Magnet darauf gelenkt wird. Wer unter hohem Symptomdruck steht, kann kaum mehr achtsam mit sich selbst und seinen Handlungen sein. In den vielen Jahren unserer Arbeit mit achtsamkeitsbasierten Elementen haben wir (die Autoren) immer wieder genau diese Erfahrung gemacht.

Schon im Bereich der präventiven Stressbewältigung, im Konfliktmanagement-Training oder in der Burn-out-Prophylaxe gelingt es Gruppenteilnehmern, die gerade in belastenden Lebenssituationen sind (und das ist heute in den Präventionskursen eher die Regel), kaum, die Möglichkeiten von Achtsamkeit für sich zu entdecken und zu nutzen.

In der Behandlung von Patienten scheitern achtsamkeitsbasierte Ansätze häufig dann, wenn der Therapeut nicht mehr anwesend ist und die Umsetzung in den Alltag dem Patienten allein nicht gelingt. Soweit eine erste ernüchternde Bilanz.

Was ist also zu tun?

Achtsamkeit ist wirksam. Inzwischen gibt es eine Fülle von guten Büchern mit Anleitungen zur Achtsamkeit. Ihnen gemeinsam sind unterschiedlichste Übungen mit meditativem Charakter. Patienten mit chronischen Schmerzen haben dabei oft das Problem, dass sie bei den überwiegend sehr langen Übungen entweder einschlafen oder mit einer Zunahme der Schmerzen reagieren. Nur ein kleinerer Teil der Schmerzpatienten profitiert von diesen sonst sehr guten und wirksamen Übungen.

Die Erkenntnis daraus ist, dass Menschen mit chronischen Schmerzen ein alltagsnahes Konzept von Achtsamkeit brauchen, d. h. einfache, kurze Übungen, bevorzugt im Sitzen oder Stehen, die sie alleine und ohne Außenhilfe durchführen können.

Wie kann man solche eigenen Strategien der Achtsamkeit entwickeln und sie einfach und positiv in den Alltag integrieren?

Wir haben im Laufe der Zeit festgestellt, dass folgende Kriterien wichtig sind:

- die tägliche Anwendung (Wiederholung erhöht die Wirksamkeit),
- das unmittelbare Erleben der Wirkung (nur was wirkt, wird verinnerlicht),
- kurze Momente, die wenig Zeit beanspruchen (manchmal nur 10 Sekunden),
- Achtsamkeit sollte etwas Besonderes sein (Unterbrechung des Alltagsgraus)
- und Spaß machen (durch Freude und Humor lernen wir intensiver).

In der Praxis hat es sich als besonders günstig erwiesen, mit wenigen und einfachen Strategien zu beginnen, z. B. mit einer einfachen Bewegungsübung, die mehrfach am Tag durchgeführt wird (wir empfehlen dazu z. B. Track 4, »Der Schrankenwärter«, auf der diesem Buch beiliegenden CD).

Tägliche kleine Momente der Achtsamkeit werden sich im Verlauf zu einem wirksamen Ritual in den Tag integrieren. Schon der bekannte Salutogenese-Forscher Aaron Antonovsky hat festgestellt, dass ein gewisses Maß an regelmäßigen Gesundheitsritualen für das notwendig ist, was wir heute unter »gutes Leben« verstehen.

Alle diese Punkte haben sich in der Arbeit mit Schmerzpatienten als wichtig erwiesen. Dieses Buch fokussiert auf Achtsamkeit bei Stress- und Schmerzerkrankungen. Natürlich sind diese Überlegungen und Vorgehensweisen auch bei anderen Belastungen wirksam.

Achtsamkeit kann somit eine Art *Basistherapeutikum* sein. Erweitern wir also die anfängliche Frage:

Achtsamkeit und gutes Leben *trotz* Schmerz und Stress, geht das eigentlich?

Das medizinische Verständnis von der Entstehung chronischer Schmerzen und ihrer Aufrechterhaltung hat sich in den letzten Jahren durch die Forschungsergebnisse weiterentwickelt. Dazu beigetragen haben Ergebnisse aus der Grundlagenforschung wie auch der therapeutischen Erfahrung. Zum Beispiel wissen wir heute, dass es enge Zusammenhänge gibt zwischen dem Auftreten chronischer Schmerzen und der Art, wie ein Mensch mit Stress umgehen kann (Stressinduzierte Hyperalgesie; Egle & Roth 2016).

Schmerz ist nicht allein ein Phänomen der Wahrnehmung (z. B. in einem Körperteil). Er ist viel mehr geprägt davon, wie wir über unsere komplexen Eindrücke denken, welche Gedanken und welche Assoziationen wir dazu haben. Chronischer Schmerz ist daher eigentlich eine komplexe innere Bewertung einer Gesamtsituation von Körper, Emotion und Geist. Um diese Zusammenhänge verständlicher und greifbarer zu machen, werden uns durch das Buch einige fiktive Patienten begleiten.

Dieses Buch ist in 5 Kapitel gegliedert, die jeweils das Thema »Achtsamkeit und gutes Leben trotz Schmerz« unter verschiedenen Aspekten beleuchten. Als Leser haben Sie mehrere Möglichkeiten, dies zu nutzen:

Es gibt einfache und konkrete Anleitungen, Achtsamkeitsmomente im Alltag für sich zu entdecken und nutzbar zu machen. Dies kann auch in kurzen Übungen geschehen, von denen wir einige Beispiele auf der CD zusammengefasst haben.

Wenn Sie Vorerfahrungen mit Achtsamkeit haben, können Sie die Informationen und Anregungen dazu nutzen, die eigenen, schon bewährten Strategien weiterzuentwickeln.

Therapeuten können aus diesem Buch Impulse für ihre Arbeit mit Patienten gewinnen und die eher traditionellen Vorgehensweisen einer multimodalen Schmerztherapie kreativ erweitern.

Zu Gunsten der einfacheren Lesbarkeit wird sowohl für die männliche als auch für die weibliche Form die männliche Form verwendet.

Wir danken Herrn Dr. Heinz Beyer vom Klett-Cotta Verlag, der uns den Impuls zu diesem Buch gab. Unser besonderer Dank gilt auch Frau Ulrike Wollenberg und Herrn Oliver Eller sowie Herrn Andreas Nesic, dem Toningenieur.

Insbesondere danken wir aber unseren vielen Patienten, die uns immer wieder herausgefordert haben, uns weiterzuentwickeln.

Claus Derra	Corinna Schilling
Bad Mergentheim	Berlin
Im Oktober 2016	

1 Achtsamkeit, Gesundheit und Gutes Leben

Wenn die Achtsamkeit etwas Schönes berührt,
offenbart sie dessen Schönheit.
Wenn sie etwas Schmerzvolles berührt,
wandelt sie es um und heilt es.

Thich Nhat Hanh, Das Glück einen Baum zu umarmen

Bei unseren Überlegungen, wie Achtsamkeit, Gesundheit und Gutes Leben in Beziehung stehen, werden uns, wie in der Einführung erwähnt, Patienten begleiten.

Herr Wolfgang K., 47 Jahre alt, ist ein erfolgreicher, stressgeplagter Mensch der modernen Welt, der unter verschiedenen Beschwerden (anhaltende Rückenschmerzen, Bluthochdruck, inzwischen Übergewicht und Schlafstörungen) leidet und deswegen seine Ärzte immer wieder aufsucht.

Was bedeuten Achtsamkeit, Gesundheit und Gutes Leben?

Wir verstehen in unserer Arbeit *Achtsamkeit* nicht nur in der buddhistischen Tradition des Zen.

Zen heißt: im Augenblick zu leben ohne ihn zu beurteilen, den Geist zu beruhigen, konzentriert zu handeln, nichts erreichen zu wollen und unabhängig von allem zu sein. *Achtsam sein heißt:* innere und äußere Vorgänge mit entspannter Aufmerksamkeit zu beobachten und die Wahrnehmung in ihrer Gesamtheit aufzunehmen.

Die *westliche Form der Achtsamkeit* wurde besonders durch den amerikanischen Forscher und Therapeuten Jon Kabat-Zinn geprägt. Demnach ist Achtsamkeit eine bestimmte Form der Aufmerksamkeit,
- die absichtsvoll ist,
- die sich ausschließlich auf den gegenwärtigen Moment bezieht (statt auf die Vergangenheit oder die Zukunft)
- und die nicht wertend ist.

Kabat-Zinn systematisierte seine Vorgehensweise in der Achtsamkeit und entwickelte das Mindfulness-Based Stress Reduction Training (MBSR, im Original erschienen 1994 unter dem Titel »Wherever You Go, There You Are«), das auch in Deutschland sehr verbreitet und gut etabliert ist (Kabat-Zinn, 2007).

Üblicherweise wird Achtsamkeit von den Begriffen Aufmerksamkeit und Konzentration abgegrenzt. *Den Begriff der Achtsamkeit, wie wir ihn in diesem Buch verwenden,* haben wir in einem allgemeinen Sinn erweitert und in praktischer Form auf unsere westlichen Bedürfnisse übertragen.

> Die Möglichkeit von Aufmerksamkeitslenkung und die Fähigkeit zur Konzentration werden gezielt mit Achtsamkeit verbunden und zur Veränderung genutzt.

Wir nennen das Zusammenwirken dieser drei Faktoren das Dreieck der Veränderung (s. Abb. 4.13, S. 179). Dabei haben wir auch eine Verbindung zur Autosuggestion und Imagination im Zusammenhang mit der Mehrfach-Codierungs-Theorie nach Bucci (1997) vorgenommen (siehe Abb. 1.10, S. 58). Die Übungen auf der CD sind systematisch danach aufgebaut.

Achtsamkeit ist Herrn Wolfgang K. bislang fremd. Er könnte sich dieser annähern, indem er kleine Momente in seinem Alltag der Achtsamkeit widmet. Z. B. könnte er nach jeder E-Mail, die er liest und beantwortet, sich bewusst im Stuhl zurücklehnen, einen tiefen Atemzug nehmen und dadurch eine kleine Entspannungsreaktion einleiten (achtsame Zeitdauer inklusive Regeneration 10–15 Sekunden). Es wäre auch möglich, in bestimmten zeitlichen Abständen aufzustehen und eine Übung zur körperlichen Aktivierung zu machen. Durch solche einfachen, regelmäßigen, über den Tag verteilten Anwendungen der Achtsamkeit im Alltag könnte er seine Gesundheitsbilanz zumindest hinsichtlich seiner Rückenbeschwerden und seiner Schlafstörungen deutlich verbessern.

Was bedeutet *Gesundheit*?
Allgemein wird *Gesundheit* als ein Zustand des körperlichen, geistigen und sozialen Wohlbefindens beschrieben. Damit ist für den Einzelnen ein inneres Gleichgewicht der physischen und psychischen Funktions- und Leistungsfähigkeit verbunden. Dieses Gleichgewicht ist immer Schwankungen durch äußere (Umwelt, Kälte, Bedrohungen, Konkurrenz) und innere Faktoren (Konflikte, Alterungsprozesse, Hunger) unterworfen.

Herr K. fühlt sich nach dieser Definition selten gesund. Er bewertet Beschwerden schnell als Krankheitssymptome und sucht deswegen seine Ärzte auf. Manche seiner Beschwerden könnte er eigentlich als normale Schwankungen der Gesundheit verstehen.

Gutes Leben bedeutet, dass ein Mensch seine körperlichen und seelischen Funktionen und seine persönlichen Fähigkeiten in seinen sozialen Bezügen positiv und kreativ einsetzen kann. Dies befriedigt wesentliche Grundbedürfnisse menschlichen Daseins (Neugier, Nähe zu anderen Menschen, Vergnügen, Anerkennung, Abgrenzung). Gutes Leben führt für die Persönlichkeit und für die Umwelt insgesamt zu Zufriedenheit.

Herr K. kann diese Auffassung von Gutem Leben nicht teilen. Er merkt, dass er in Teilbereichen von Familie, Arbeit und Freizeit Zufriedenheit herstellen kann. Dabei versteht er unter Zufriedenheit vornehmlich seine unmittelbare Bedürfnisbefriedigung. Die von Wissenschaftlern formulierten o.g. Grundbedürfnisse des menschlichen Daseins lehnt er als »Psychokram« ab. Er hat jedoch gehört, dass die Bundesregierung einen Bericht zum Thema »Lebensqualität und gut leben in Deutschland« veröffentlicht hat. Er hat den Bericht aus Neugier aus dem Internet heruntergeladen (www.gut-leben-in-deutschland.de) und folgende Abbildung ist ihm aufgefallen.

Die Abbildung 1.1 beinhaltet 12 Dimensionen der Lebensqualität. Diese wurden in umfänglichen Bürgerbefragungen von April bis Oktober 2015 mit 15750 Teilnehmenden in Deutschland ermittelt. Es soll ein ganzheitliches Verständnis von Lebensqualität, Wohlstand und Fortschritt zugrunde liegen und eine bessere Messung und Erfassung von gutem Leben ermöglicht werden.

Der Bericht gibt einen guten Überblick über die Rahmenbedingungen, in denen »gutes Leben« in Deutschland möglich ist. Er hat jedoch nicht den Anspruch, zu vermitteln, wie dies der Einzelne persönlich umsetzen kann.

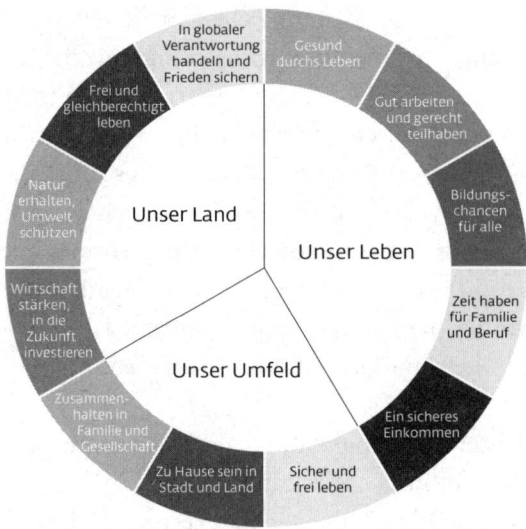

Abb. 1.1 12 Dimensionen der Lebensqualität

Psychosoziale Aspekte des Krankseins – das Bio-Psycho-Soziale Modell

Wie wir erfahren haben, ist Herrn Wolfgang K.s Denken stark krankheitsorientiert. Wir nennen dies ein *pathogenetisches Krankheitsverständnis.*

Im Schulmedizinischen System spielen der Faktor »Krankheit« und die Ursachen, die krank machen, tragende Rollen. Der Arzt fragt üblicherweise Symptome ab und versucht, diese bestimmten Krankheiten zuzuordnen. Er warnt vor Risikofaktoren, die die Gesundheit gefährden könnten.

Wenn Herr K. beispielsweise mit Rückenschmerzen zum Arzt kommt, wird dieser nach der Anamnese der Schmerzen sicher eine körperliche Untersuchung, ggf. auch radiologische Untersuchungen, durchführen. Er wird eine Diagnose stellen und i. d. R. Möglichkeiten der Therapie (Medikamente, Spritzen, Krankschreibung oder Operationsüberlegungen) vorstellen.

Wenn der Arzt einem sogenannten »Bio-Psycho-Sozialen Krankheitsmodell« folgt, wird er auch auf seelische und soziale Faktoren bei Herrn K.s Rückenschmerzen achten und spezifisch danach fragen.
 So wissen wir z. B. heute, dass anhaltende Arbeitsplatzunzufriedenheit ein wichtiger Faktor für die Entstehung und Aufrechterhaltung chronischer Rückenschmerzen ist.

Herr K. hat seit langer Zeit einen Streit mit einer Arbeitskollegin. Dies beschäftigt ihn in einem beträchtlichen Ausmaß. Trotzdem schafft er es nicht, mit jemandem darüber zu reden. Einen Zusammenhang zwischen seinem Konflikt und den verstärkten Rückenschmerzen kann er noch nicht herstellen.

Das Bio-Psycho-Soziale Krankheitsmodell wurde in den 1970er Jahren von dem amerikanischen Arzt George Engel entwickelt (Engel 1977). Es stellt eine Erweiterung der rein körperlich orientierten Sichtweise der Medizin dar. Dies entspricht auch dem Wunsch vieler Menschen, die sich eine ganzheitliche Sichtweise durch ihren Arzt wünschen.

Das Bio-Psycho-Soziale Modell (Abb. 1.2) gibt uns die Möglichkeit, die Ursachen von chronischen Krankheiten in drei verschiedenen Dimensionen differenzierter und besser zu verstehen.

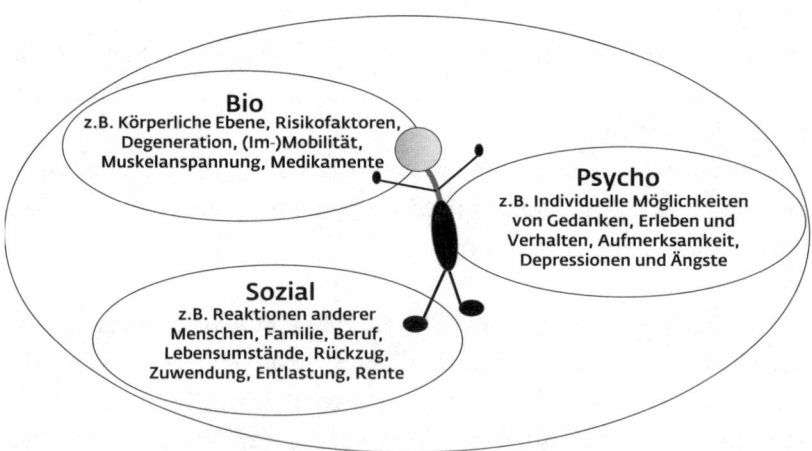

Abb. 1.2 Bio-Psycho-Soziales Modell – Biopsychosoziale Aspekte des Krankseins

Für den Patienten ist es dabei ganz wichtig zu wissen, dass sich je nach Art der belastenden Faktoren in den drei Dimensionen ganz unterschiedliche therapeutische Ansätze für den Einzelnen ergeben. Im zweiten und dritten Kapitel dieses Buches wird darauf genauer eingegangen.

Bisher haben wir uns im pathogenetischen Krankheitsverständnis bewegt. Der Arzt muss sich in diesem Bereich gut auskennen, um Krankheiten zu erkennen und angemessen behandeln zu können.

Von der Pathogenese zur Salutogenese

Seit Mitte der 1980er Jahre gibt es eine Forschungsrichtung, die das Modell der Pathogenese erweitert und durch *das Konzept der Salutogenese* ergänzt. Diese beschäftigt sich mit der zentralen Frage:

> Wie entsteht eigentlich Gesundheit?

Sicherlich entsteht Gesundheit nicht allein durch das Vermeiden von Risikofaktoren und die Behandlung von Krankheit, wie wir es von dem pathogenetischen Modell her kennen.

Der Zusammenhang zwischen Krankheit (Pathogenese) und Gesundheit (Salutogenese) lässt sich durch folgendes Kontinuum darstellen:

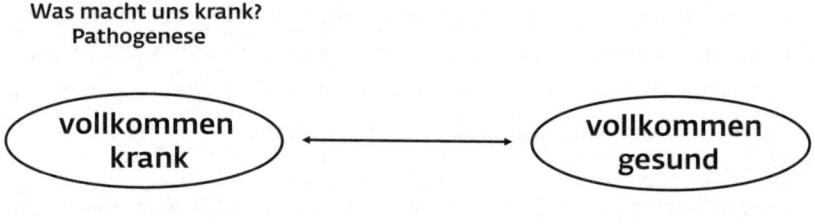

Abb. 1.3 Pathogenese

Der israelische Soziologe Aaron Antonovsky (1923 – 1994) hat sich in einzigartigen Verlaufsuntersuchungen mit der Gesundheitsentwicklung von Überlebenden der Konzentrationslager aus dem Dritten Reich beschäftigt. Er konnte feststellen, dass die Menschen bei gleicher äußerer Belastung und Bedrohung die Zeit in den Konzentrationslagern sehr unterschiedlich überstanden haben. Im Verlauf der Jahre kam er daher immer mehr weg von der Frage: »Was macht Menschen krank?« zu der Frage: »Was hält Menschen gesund?«

Antonovsky stellte fest, dass eine widerstandsfähige Persönlichkeit u. a. folgende Merkmale aufweist (Antonovsky 1987):

> *Engagement* – Glaube an die Wichtigkeit und den Wert der eigenen Person und dessen, was man tut
> *Gefühl der Kontrolle* – Überzeugung, den Verlauf der Ereignisse durch eigenes Zutun angemessen beeinflussen zu können
> *Herausforderung* – Überzeugung, dass Veränderung das Leben kennzeichnet, und nicht momentane Stabilität
> *Selbstwirksamkeit und Selbstaufmerksamkeit* – Wahrnehmung der eigenen Wirksamkeit und bewusstes Begleiten von Körper und Geist

Dieser letzte Begriff macht die enge Verbindung von Gesundheit und Achtsamkeit deutlich.

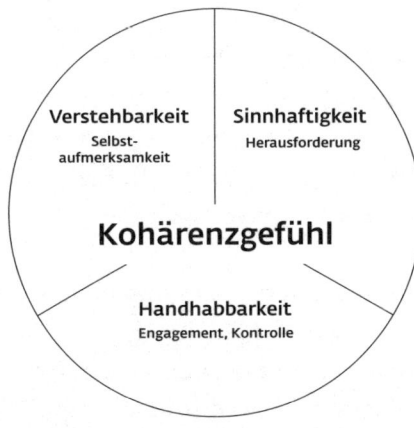

Abb. 1.4 Kohärenzgefühl

Antonovsky beschreibt diese o.g. Grundeinstellungen zusammenfassend als *Kohärenzgefühl* (Abb. 1.4). Dieser zentrale Aspekt bezeichnet die Art, wie ein Mensch sich in seiner Welt erlebt und fühlt. Sieht er einen Sinn in seiner Existenz? Hat er ein grundlegendes Verständnis für die Zusammenhänge seines Lebens? Sieht er sich selbst als Handelnden und das eigene Leben gestaltend?

Wenn Herr Wolfgang K. salutogenetische Vorstellungen auf sein Leben übertragen würde, könnte er sich folgende Fragen stellen:

- Ist meine Welt für mich verständlich und kann ich meine Belastungen in einem größeren Zusammenhang sehen?
- Kann ich die Aufgaben, die mir das Leben stellt, lösen? Welche individuellen Eigenschaften habe ich dazu mitgebracht oder welche kann ich entwickeln?
- Welche Ziele und Projekte verfolge ich in meinem Leben? Wofür lohnt sich mein Einsatz? Bin ich bereit, die Sinnhaftigkeit meiner Existenz mit allen Mitteln zu verteidigen?

Die Ergebnisse von Antonovsky sind durch viele weitere Forschungen bestätigt worden und werden stetig weiter beforscht und entwickelt (Übersichten bei Bundeszentrale für gesundheitliche Aufklärung 1996, Grawe 2004, Petzold 2010 und Lorenz 2016).

Überträgt man das Konzept der Salutogenese auf die medizinische

Sicht, so geht es um die Stärkung von Gesundheitsfaktoren und Widerstandsfähigkeit statt lediglich um die Warnung vor Risikofaktoren und Behandlung von Krankheiten.

In der Realität ist sicherlich beides notwendig: die Stärkung von Gesundheitsfaktoren *und* die Warnung vor Risikofaktoren. Dies haben wir in Form einer Waage dargestellt, bei der die Gesundheitsgewichte rechts verstärkt und die Krankheitsgewichte links vermindert werden (Abb. 1.5).

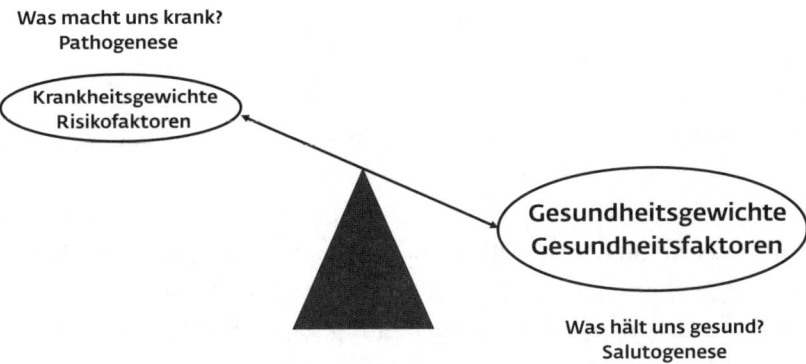

Abb. 1.5 Die Gesundheitswaage

Dieses Bild ist zwar plausibel, aber im Grunde sehr mechanisch gedacht. Unser Organismus ist wesentlich komplexer und dynamischer zu verstehen. Der Kohärenzsinn eines Menschen beinhaltet u. a. die

Fähigkeit, sich körperlich wie seelisch gesund zu halten. Unter psychologischen Aspekten gehört dazu nicht nur das Wissen um Gesundheitsfaktoren. Erst die Motivation zur Umsetzung in die tägliche Anwendung beinhaltet eine nachhaltige Entwicklungsmöglichkeit. Wir erweitern daher die o. g. Überlegungen und entwerfen im Folgenden ein Bio-Psycho-Soziales Gesundheitsmodell, erweitert um eine spirituelle Dimension.

Das Bio-Psycho-Soziale Gesundheitsmodell: Was hält uns gesund?

Die Schulmedizin hat heute die Nachteile des pathogenetischen Modells mit seiner Sichtweise ausschließlich auf die Entstehung von Krankheiten erkannt. In Deutschland sind vor allem Hausärzte und Frauenärzte in der sogenannten Psychosomatischen Grundversorgung ausgebildet und haben das Bio-Psycho-Soziale Krankheitsmodell kennen gelernt. Behandlungen werden zunehmend auf der Basis dieser ganzheitlichen Vorstellung geplant. Die Psychosomatische Grundversorgung bietet Ansätze zur Veränderung auch bei komplexen Erkrankungen in belastenden psychosozialen Zusammenhängen. Wünschenswert wäre eine weitere Entwicklung von diesem Krankheitsmodell zu einem *Bio-Psycho-Sozialen Gesundheitsmodell*.

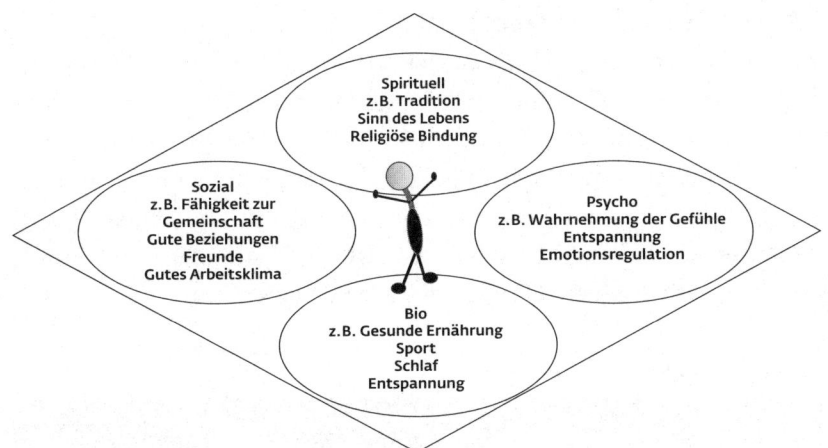

Abb. 1.6 Das BPSS Gesundheitsmodell

Im Bio-Psycho-Sozialen Gesundheitsmodell würden daher folgende Fragen gestellt:

> Wie halte ich meinen Körper gesund?
> Was tue ich für meine Seele?
> Wie gestalte ich meine Beziehungen?
> Wie kann ich meine Konflikte gut lösen?
> Wie bin ich im Leben verwurzelt? Wo gehöre ich hin?

Wie halte ich meinen Körper gesund?

Für die *Körperliche Gesundheit* ist es wichtig, die allgemein bekannten Risikofaktoren (z. B. Rauchen, Übergewicht, regelmäßiger Alkoholkonsum) zu vermeiden. Darüber hinaus finden Sie in Tabelle 1.1 eine Übersicht über wesentliche Faktoren, die die körperliche Gesundheit positiv beeinflussen (Ernährung, Bewegung, Schlaf, Genuss). Dabei bedeutet »Grundlage« die wissenschaftliche Studienlage und »Empfehlung« vermittelt die Umsetzung in den Alltag.

Tab. 1.1 Körperliche Gesundheit

Grundlage	Empfehlung
Tägliche körperliche Aktivität	Mindestens 150 Minuten intensive körperliche Aktivität/Woche
Pflanzliche Kost als Basis	5 Portionen Obst/Gemüse täglich
Angepasste Energiezufuhr, gesundes Körpergewicht	Body-Mass-Index 18–25 (mittleres Alter)
Alkohol moderat, nicht täglich	Grenzwert der WHO: Äquivalent zu 2 Gläsern Wein/Tag (Männer), zu 1 Glas Wein/Tag (Frauen)
Kein Nikotin	Kein Nikotin
Erholungszeiten einhalten	Gute Schlafhygiene mit 6–8 Stunden Schlaf täglich

Einer der zentralen Gesundheitsfaktoren ist die *regelmäßige körperliche Bewegung*.

Besonders günstig sind rhythmische Bewegungseinheiten, die den ganzen Körper einbeziehen (Laufen, Nordic Walking, Schwimmen, Fahrradfahren, Bewegung an Fitnessgeräten).

Umfängliche Untersuchungen haben gezeigt, dass 5 × 30 Minuten Ausdauertraining pro Woche die wichtigsten schädlichen Zivilisationserscheinungen deutlich verringern und die Gesundheit verbessern kann.

Außer dem Herz-Kreislauf-Ausdauertraining sollten gerade auch Menschen mit chronischen Schmerzen Übungen zur Erhaltung der Beweglichkeit mehrfach täglich durchführen (s. Kap. 4). Dabei gilt es jedoch zu beachten, dass das Ganze auch Spaß machen soll. So haben sich auch Bewegungsabläufe von spontanen Tänzen oder Bewegung zu Musik als wirksam erwiesen. Auch die Kombination von Bewegung und Körperrhythmen, wie z. B. Atmung im Yoga, entfalten eine tiefe und nachhaltige Wirkung.

Bevor Sie jetzt schon die Laufschuhe anziehen: Bitte vergewissern Sie sich kurz, ob Sie sich körperlich in der Lage fühlen, direkt loszulegen. Falls Sie lange keinen Sport ausgeübt haben oder an einer chronischen Erkrankung leiden, lassen Sie sich bitte zuvor von Ihrem Arzt beim schrittweisen Aufbau eines Trainingsprogrammes beraten.

Zur Frage der *gesündesten Ernährung* gibt es eine Vielzahl unterschiedlicher Meinungen. Medizinisch-wissenschaftlich wird eine ausgewogene Ernährung mit hohem pflanzlichen Anteil empfohlen. Ernährungsweisen, die aus ideologischen Gründen sehr einseitig sind, können auf längere Sicht zu Krankheiten führen (Vitaminmangel, Knochenschwund, Nervenstörungen).

Achtsame Ernährung bedeutet aber nicht nur, was ich esse, sondern auch wie ich esse. Nehme ich mir Zeit zum Essen? Mache ich nebenher andere Dinge? Esse ich alleine oder genieße ich das Essen zusammen mit anderen Menschen? Erlaube ich mir auch einmal lustvoll einen »ungesunden« Genuss?

Das Gewicht messen wir mit dem sogenannten »Body-Mass-Index« (BMI). Der BMI berechnet sich aus dem Körpergewicht [kg] dividiert durch das Quadrat der Körpergröße [m^2]. Die Formel lautet: BMI = Körpergewicht : (Körpergröße in m)^2. Die Einheit des BMI ist demnach kg/m^2.

Dieser BMI stellt aber nur eine Orientierung dar. So können leicht übergewichtige Menschen, die sich viel bewegen, eine gesündere Körperzusammensetzung haben (in Bezug auf Muskeln und Fett) als untergewichtige Menschen mit Fehlernährung.

Auf das Thema von Erholungszeiten und Schlaf wird im dritten Kapitel dieses Buches ausführlich eingegangen.

Was tue ich für meine Seele?
Ein chinesisches Sprichwort sagt:

> *Der Mensch bringt täglich sein Haar in Ordnung,*
> *warum nicht auch sein Herz?*

Hier wird die Seele symbolisch im Herzen lokalisiert. Auch andere Redewendungen benutzen diese Verbindung: Etwas geht mir schwer zu Herzen, etwas drückt auf das Herz oder jemand hat ein hartes Herz. Es läuft aber auch eine Laus über die Leber, etwas schlägt auf den Magen, etwas geht unter die Haut – wo also ist die Seele? Wir wissen heute, dass die Seele natürlich in unseren Gehirnstrukturen verankert ist und nicht auf eine bestimmte Stelle im Körper bezogen werden kann. Das hilft uns zum Verstehen der Seele aber nicht viel weiter.

Erst wenn wir die Seele in ihren Funktionen erfassen, können wir sie genauer beschreiben und auch Veränderungen planen und entwickeln. Die Seele lässt sich also darüber beschreiben, wie ein Mensch denkt, was er fühlt, wie er wahrnimmt, welche Erinnerungen ihn prägen und wie er handelt. Eingebettet ist die Seele in das, was wir Persönlichkeit oder Charakter nennen.

Seelische Bedürfnisse werden den Menschen in unserer Gesellschaft häufig abgesprochen, schon in der Erziehung oft unterdrückt oder negativ ideologisiert. Innere Wahrnehmung findet kaum Platz und Wertschätzung, im Gegenteil sind bereits Kinder durch Medien in äußeren Ablenkungen verstrickt.

Es gibt auch Menschen, die wenig oder keinen Zugang zu ihren seelischen Erlebnissen und Gefühlen haben. In der Medizin nennt man dieses Phänomen »Alexithymie«. Schätzungen zufolge betrifft dieses bis zu 10 % der Menschen der westlichen Welt. Gerade für diese Menschen erschließt sich Achtsamkeit als spontanes Erleben eher schwer, sie profitieren aber von Übungen zur Achtsamkeit, indem sie körperliches und inneres Erleben spüren und eine Möglichkeit haben, sich ihrer inneren Welt zu nähern.

Was tut also der Seele gut? Eine indianische Weisheit sagt dazu: *Wir müssen von Zeit zu Zeit eine Rast einlegen und warten, bis unsere Seelen uns wieder eingeholt haben.* Daraus können wir ableiten, dass es wichtig ist, sich Zeit zu nehmen für Stressabbau, Erholung und Genuss.

Beim *Stressabbau* unterscheiden wir zwischen akutem und chronischem Stress. Für den akuten Stress haben sich die 5 Strategien Abreaktion, aktive Entspannung, Aufmerksamkeitslenkung, positive Gedanken und körperliche Berührung bewährt. Für chronischen Stress gibt es weitaus mehr Strategien, darauf wird in Kapitel 3 genauer eingegangen. Stressabbau ist jedoch nicht nur eine Frage der Strategien, es geht darüber hinaus auch um die Bereitschaft, eine *Grundhaltung zu mehr Gelassenheit* zuzulassen. Diese Grundhaltung kann sich über wiederholtes Üben von Achtsamkeit entwickeln. Es gibt

Persönlichkeitstypen, denen dies sehr schwer fällt, dennoch kann eine Haltung der Gelassenheit von jedem Menschen geübt werden.

Eng mit dem individuellen Stresserleben zusammen hängt die Fähigkeit zur *Entspannung, zu Erholung und erholsamem Schlaf.* Dies ist ein besonders wichtiger Aspekt der Achtsamkeit. Ein guter Biorhythmus und die Fähigkeit zur Entspannung sind Kernelemente, auf denen die Achtsamkeit fußt. Auch die *Phasen entspannten Wachseins* sind wichtig. Gerade zu Beginn eines Achtsamkeitstrainings schlafen die Menschen immer wieder ein, wenn sie in eine Entspannungsreaktion kommen. Dies ist normal, da der Zustand entspannten Wachseins wenig bewusst geübt wird. Mit der Zeit werden Phasen des entspannten Wachseins als solche wahrgenommen, wertgeschätzt und tragen zu einer erheblichen Verbesserung der Befindlichkeit bei.

Um den Übergang zwischen entspannter Aufmerksamkeit und Schlaf besser wahrnehmen zu können, empfehlen wir, Übungen zur Achtsamkeit *bevorzugt im Sitzen durchzuführen.* So kann ein vorzeitiges Einschlafen während der Übung vermieden werden. Dazu passende Übungen zur Entspannung finden Sie in Kapitel 4 und auf der CD, Überlegungen zum gesunden Schlaf werden in Kapitel 3 vertieft.

Weitere Unterstützung erfährt die Seele durch das Gefühl von Selbstwirksamkeit, die Fähigkeit zur Veränderung, eine gute Work-Life-Balance, die Fähigkeit neugierig zu sein und die Orientierung an positiven, selbstwertstärkenden Werten (siehe Kapitel 5). Auch die Wertschätzung und Umsetzung von künstlerischen und spirituellen Bedürfnissen kann für die Seele Stabilität und Gesundheit bedeuten.

Aus psychologischer Sicht gibt es fünf Grundbedürfnisse, die für eine gesunde Seele wichtig sind:

> Das Bedürfnis nach Orientierung und Kontrolle sowie Neugier
> Das Bedürfnis nach Lustgewinn und Unlustvermeidung
> Das Bedürfnis nach Nähe und Anlehnung an andere Menschen
> Das Bedürfnis nach Abgrenzung und Unterscheidung von anderen
> Das Bedürfnis nach Selbstbestätigung und Selbstwert

Bei dieser Aufzählung wird deutlich, dass die Seele nicht alleine für sich betrachtet werden kann, sondern in ihren Funktionen immer einen Bezug nimmt zu anderen Menschen.

Wie gestalte ich meine Beziehungen?

Die Bedeutung von guten zwischenmenschlichen Beziehungen für unsere Gesundheit ist seit langem bekannt, wurde aber erst in den letzten Jahren genauer beforscht und bestätigt. Umgekehrt wurden Einsamkeit und fehlende soziale Kontakte als Risikofaktor nicht nur für psychische Störungen wie Angst und Depression, sondern auch für körperliche Erkrankungen, insbesondere des Herz-Kreislauf-Systems und des Stoffwechsels, z. B. Diabetes mellitus, erkannt.

Wenn wir diese Forschungsergebnisse in die Praxis umsetzen wollen, sollten wir im Hinblick auf gesundheitsförderliche Beziehungen achten auf

- eine emotional versorgende und unterstützende Partnerbeziehung
- zwei bis drei absolut sichere Freundschaften
- die Möglichkeit, wichtige Entscheidungen im Leben mit einem Mentor zu besprechen.

Partnerbeziehung
Nicht jede Partnerbeziehung ist gesundheitsförderlich, es sollten bestimmte Eigenschaften und Inhalte mit der Beziehung verbunden sein. Eine endlose Reihe von Ratgebern listet die 7, 8, 10, 12 oder 15 Geheimnisse einer guten Partnerschaft auf. Da kommt alles Mögliche vor: Vertrauen, Akzeptanz, Respekt, Humor, Fürsorge, Streit, Zuneigung, Herzlichkeit, Empathie, Zärtlichkeit, Sex, Gespräche, Gemeinsamkeit, Verzeihen, Verheimlichen und so weiter … Das sind alles Worthülsen, vermeintliche Vorgaben, die erstmal Stress machen.

Wir empfehlen, sich hier mehr an *den eigenen Bedürfnissen* zu orientieren. Denn das ist auch ein wichtiger Aspekt von Achtsamkeit: Nicht die Vorgaben von anderen sind entscheidend, sondern das, was ein Paar unter sich aushandelt. Beide können darauf achten, wie die o. g. Grundbedürfnisse berücksichtigt werden.

- Wie viel Nähe ist in der Beziehung möglich?
- Wann braucht jeder Zeit für sich? Wie viel Abgrenzung ist notwendig?
- Wie werden Konflikte gelöst?
- Wie geht das Paar mit Gewöhnung und Langeweile um?
- Können neue Erlebnisse gemeinsam geteilt werden?
- Gibt die Beziehung Versorgung und Sicherheit?

Versorgung meint dabei natürlich nicht, dem anderen die Pantoffeln zu bringen, sondern einen achtsamen und einfühlsamen Umgang miteinander zu pflegen.

Herr K. erlebt dies in seiner Partnerschaft an kleinen Dingen, z.B., wenn die Ehefrau ihm etwas liebevoll zubereitetes Obst für die Arbeit mitgibt, oder er sie umgekehrt in Ruhe lässt, wenn sie gestresst ist. Beide nehmen sich neuerdings einmal in der Woche Zeit, miteinander tanzen zu gehen und haben festgestellt, dass ihre Beziehung in diesen Stunden neue Impulse bekommt. Herr K. hat gemerkt, dass er seine Rückenschmerzen beim Tanzen kaum wahrnimmt und an den Abenden nach dem Tanzen besser in den Schlaf hineinfindet.

Der Schweizer Paartherapeut Jürg Willi hat für solche Entwicklungen den Begriff »*Koevolution – die Kunst des gemeinsamen Wachsens*« geprägt (Willi 2007). Er meint damit sinngemäß, dass es viele Dinge gibt, die wir gut alleine machen können und bei denen andere Menschen eher stören. Es gebe jedoch noch viel mehr Anteile in unserem Leben, die wir nicht alleine, sondern viel besser zu zweit oder zu mehreren gestalten und lösen können. Die Auseinandersetzung mit einem Gegenüber gibt uns Impulse zur Entwicklung. Dies geschieht jedoch nicht von selbst, sondern die Kunst des gemeinsamen Wachsens bedeutet eine Aufgabe, die mühsam ist und von beiden Partnern immer wieder gepflegt werden muss. In der praktischen Umsetzung entspricht »Koevolution« recht gut den salutogenetischen Prinzipien. So ist nachvollziehbar, warum die positive Gesundheitsbilanz durch eine unterstützende Partnerbeziehung verbessert wird.

Um hier nicht missverstanden zu werden: Koevolution ist keine idealistische, weltfremde Vorstellung von Harmonie und Wachstum, sondern im Gegenteil eine tägliche Herausforderung. Beziehungen können auch krankmachend sein und Trennung kann ein gesunder und einfacher Weg aus einer solchen Belastungssituation sein. Wenn sich Paare jedoch ihren Konflikten stellen, sie lösen und bewältigen, können sie für eine gute Weiterentwicklung sorgen. Die Kunst des gemeinsamen Wachsens ist eine lebenslange Aufgabe. Sie beginnt mit ganz kleinen alltäglichen Ereignissen und die wirklichen Früchte werden in Partnerschaften erst viele, viele Jahre später geerntet.

Freundschaften

Wesentlich für unsere Gesundheit sind *gute Freunde*. Dabei geht es nach dem Motto: Weniger ist oft mehr. Statt sich in vielen oberflächlichen Bekanntschaften zu verlieren, sind einige wenige ganz sichere und zuverlässige Freundschaften ein besonders wertvoller Gesundheitsfaktor.

Wenn man zu zwei bis drei Menschen eine Beziehung hat, in der man sich hundertprozentig aufeinander verlassen kann, wird sich diese Sicherheit anhaltend stressmindernd auf das Leben auswirken. Dabei ist es oft besser, wenn man diese Menschen nicht täglich sieht. Gerade Freunde, die man vielleicht nur wenige Male im Jahr trifft, können besonders intensiv wirken. Stressmindernd wirkt dabei vor allem das Wissen um die jederzeit mögliche und abrufbare Unterstützung durch den anderen Menschen. Dabei ist der virtuelle Kontakt über die modernen Medien erfahrungsgemäß kein Ersatz für das lebendige Gegenüber. Freundschaften sollten sich, zumindest phasenweise, auch im echten Leben abspielen.

Der persönliche Mentor

Etwas fremd ist vielen Menschen die Vorstellung eines Mentors. Ein persönlicher Mentor ist ein Berater, den wir in schwierigen Situationen um Rat fragen können. Eigentlich lernen wir im Lauf des Lebens selbständig zu werden, vor allem auf die eigene Kraft zu vertrauen und unsere Entscheidungen selbst abzuwägen. Wenn eine gute Beziehung zu den Eltern besteht, können diese als Mentor wirken. Auch Lehrer oder Ausbilder können eine solche Rolle übernehmen.

Es gibt im Leben immer wieder Situationen, in denen eine neutrale und wohlwollende Person der beste Ratgeber ist. Gerade wenn wir älter werden und Weichenstellungen im Leben zu entscheiden sind, ist eine solche Beziehung besonders wertvoll.

Wir haben mit solchen Mentorenschaften sehr gute Erfahrungen gemacht und empfehlen diese Überlegungen daher gerne weiter. Am Ende des vierten Kapitels können Sie eine besondere Form des Mentors einmal auf sich wirken lassen – *die Vorstellung eines inneren Helfers*.

Wie kann ich meine Konflikte gut lösen?

Konflikte gehören zum Leben. Andauernde, ungelöste Konflikte führen zu erheblicher Stressbelastung und sind eine Gefahr für die Gesundheit.

Ihre Lösung ist eine gute Kraftquelle zur Stärkung der Selbstwirksamkeit. Sie bieten – positiv gesehen – eine Chance zur Entwicklung und fördern dann die Gesundheit.

Es gibt innerseelische (innere) und zwischenmenschliche (äußere) Konflikte. Mit den *inneren Konflikten* beschäftigen sich üblicherweise Berater und Psychotherapeuten. Innere Konflikte führen oft zu Stress, Ängsten, Stimmungsschwankungen, Schlafstörungen und bei manchen Menschen zu chronischen Schmerzen (s. Kap. 3).

Äußere Konflikte

Konflikte können die kleine Dimension der Zweierbeziehung (Partnerschaft, Arzt-Patient-Beziehung), mittelgroße Gruppen (z. B. Arbeitswelt) oder ganze Gesellschaftsschichten (politischer Konflikt) einbeziehen. Die Konfliktreichweite kann sehr unterschiedlich sein – vom kleinen, zermürbend-nervigen Alltagskonflikt (Nachbarschaftskonflikt) bis hin zur existentiellen Bedrohung. Wie sehr der Einzelne dadurch belastet ist, hängt von verschiedenen Faktoren ab.

Da für unsere Gesundheit nicht Konfliktfreiheit, sondern die gute Lösung von Konflikten im Vordergrund steht, kommt es für den Einzelnen auf die Entwicklung von Lösungsstrategien an. Der gelungene Umgang mit Konflikten bedeutet eine lebenslange Aufgabe.

Es gibt reife und unreife Konfliktbewältigungsstrategien. *Achtsamkeit bedeutet auch die differenzierte Wahrnehmung von Konflikten.* Sie verbessert die Gelassenheit im Umgang mit Konflikten und das konkrete Konfliktgeschehen. Fortgeschrittene Achtsamkeit fördert die Kreativität und ermöglicht neue Sichtweisen und neue Lösungswege im Konfliktgeschehen.

- *Unreife Bewältigungsstrategien* sind u. a. Verleugnung, passive Aggression, Rückzug in eine Phantasiewelt, Konsum von Drogen und Medien.
- *Reife Bewältigungsstrategien* sind z. B. Selbstsicherheit, Antizipation von Folgen, Humor, Eigenverantwortung, Offenheit für Veränderung, Kommunikationsfähigkeit, Optimismus.

Als Folge einer guten Konfliktlösung kann eine »Win-win-Situation« entstehen, in der alle Streitparteien Stress abbauen können, handlungsfähig werden und für sich eine positive Entwicklung bewirken.

Je nach Eskalation des Konfliktes brauchen die Streitparteien dazu mehr oder weniger Außenhilfe. Professionelle Formen der Konfliktbewältigung sind Mediation, Nachbarschaftshilfe, Gerichtsbarkeit. Für hocheskalierte Konflikte gibt es Grenzen der Lösbarkeit (Kriegszustand).

Das Konzept der *Gewaltfreien Kommunikation* (Marshall Rosenberg) kombiniert die o.g. Gedanken konsequent mit Achtsamkeit. Hier sind die innere Haltung und das Menschenbild von hoher Priorität. Literatur dazu findet sich im Anhang.

Wie bin ich im Leben verwurzelt? Wo gehöre ich hin?

Antonovsky fand in seinen Untersuchungen vereinfacht folgende Formel:

> Die Menschen sind die gesündesten, die wissen, warum sie auf dieser Welt sind.

Die Frage nach dem Sinn des Lebens ist in unserer Gesellschaft nicht sehr populär.

Zentrale Fragen aus Sicht der Salutogenese könnten in diesem Zusammenhang sein:

- Wo gehöre ich hin?
- Wo bin ich gut verwurzelt?
- In welchen Menschen fühle ich mich verwurzelt?
- Welche Menschen tun mir gut?
- Mit welchem meiner alten Freunde würde ich gerne einmal wieder Kontakt aufnehmen?
- Welche Orte würde ich gern wieder einmal aufsuchen?
- Wer wird sich später an mich erinnern, wenn ich einmal nicht mehr bin?

Wie ich mit meinen Wurzeln verbunden bin, hängt auch von den Werten ab, die in mir wirken. Unsere Werte orientieren sich oft an Konsum und Freizeitbeschäftigung, Absicherung und finanziellen Vorteilen, Konkurrenz und Vergleich mit anderen. Eine aktuelle Übersicht über Werte, die in Bürgerdialogen für den Bericht der Bundesregierung zu »Gut leben in Deutschland« genannt wurden, findet sich in Abb. 1.7.

Diese Werte können für den Einzelnen sehr positiv wirken, gleichzeitig aber auch ein erhebliches Maß an Stress mit sich bringen, wenn man sie als Maßstab seines Lebens betrachtet.

Religiöse Bindungen und spirituelle Werte haben nach diesem

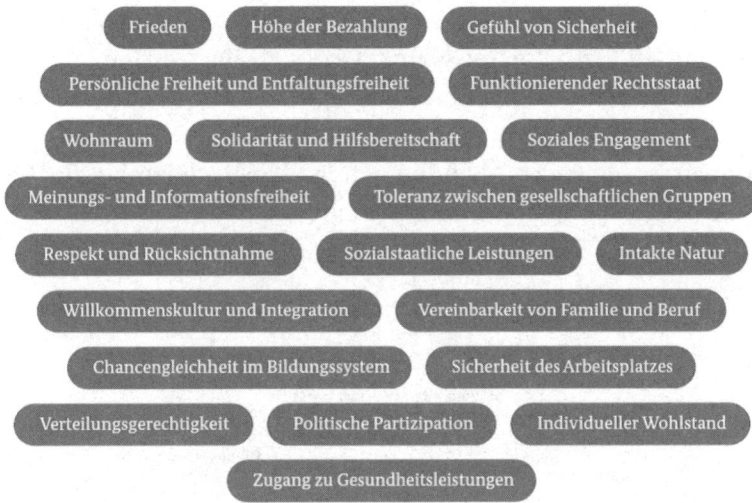

Abb. 1.7 Werte in Deutschland 2015

Bericht deutlich verloren, sie kommen in obiger Abbildung nicht vor. Aufgrund der zentralen Bedeutung der *persönlichen Werteorientierung* gehen wir in Kapitel 5 ausführlich darauf ein.

Herrn K. ist das biopsychosoziale Denken sehr neu und fremd. Er kann zwar Belastungsfaktoren in seinem Leben benennen, erkennt aber kaum Zusammenhänge zwischen Körpererleben, Gefühlswahrnehmung und seinen sozialen Beziehungen. Besonders schwierig ist für ihn die Frage nach dem Sinn seines Lebens. Daher ist das folgende Schema eine Hilfe für ihn und er findet dadurch einen ersten Einstieg in gesundheitsbewusstes Denken.

Sie können in folgender Abbildung einige konkrete Punkte für Ihr persönliches Gesundheitskonto notieren.

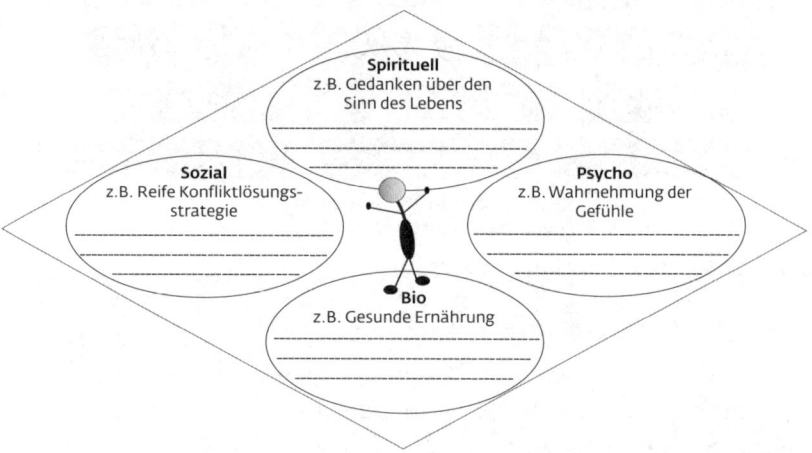

Abb. 1.8 Gesundheitskonto

Schutzfaktoren für gesundes Leben und Resilienz

Eine Konkretisierung des Bio-Psycho-Sozialen Modells findet sich in dem Konzept der *Resilienz*. Jeder Mensch bringt eigene, individuelle Fähigkeiten für den Umgang mit den Anforderungen des Lebens mit. Diese ergeben sich aus dem Wechselspiel zwischen dem Menschen als Körper-Seele-Geist-Einheit und den Erfahrungen, die diesen Menschen im Laufe des Lebens prägen.

Die wichtigsten Faktoren bei der Entwicklung von Resilienz sind in der folgenden Abbildung (Abb. 1.9) dargestellt:

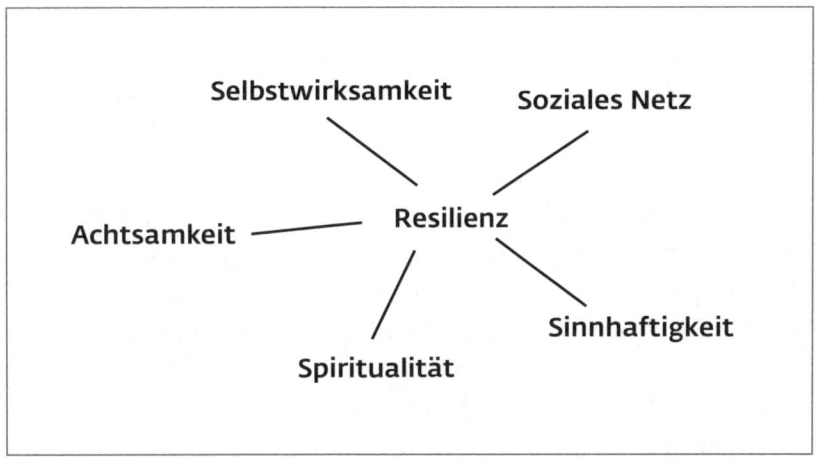

Abb. 1.9 Entwicklungsfaktoren von Resilienz

Auf die Bedeutung von Achtsamkeit, Spiritualität, Sinnhaftigkeit und Sozialem Netz sind wir bereits eingegangen. Für die praktische Umsetzung von Resilienzfaktoren ist das Erleben von *Selbstwirksamkeit* von zentraler Bedeutung. Das meint, dass jemand sich selbst als aktiv und handelnd erlebt. Gleichzeitig wird dieses Verhalten verstärkt, weil es erfolgreiche Konsequenzen für den Handelnden hat.

Wenn Sie sich beispielsweise mit der Übung *»Der Schrankenwärter«* vertraut machen, werden Sie eine Lockerung der Gelenke unmittelbar erleben. Wenn Sie nun den Schrankenwärter im Alltag durchführen und damit Verspannungen vorbeugen oder sie damit abbauen können, erleben Sie Selbstwirksamkeit.

Wer erfolgreich in der Bewältigung seines Lebens sein will, könnte auf folgende konkrete Angebote zur Stärkung der Selbstwirksamkeit zurückgreifen:

1. Aufbau und Erhalt sozialer Kontakte
2. Krisen werden nicht als unlösbar, sondern als Chance gesehen
3. Akzeptanz, dass Veränderungen zum Leben gehören
4. Ziele (auch!) und erreichbare Zwischenziele setzen
5. Entschlossenes Handeln stärkt die Selbstwirksamkeit
6. Achtsamkeit sich selbst gegenüber
7. Positives Denken über sich selbst verstärken
8. Aufbau von positiven Langzeitperspektiven
9. Selbstfürsorge
10. Spirituelle und künstlerische Wege

Achtsamkeit in der Alternativmedizin

Der Begriff *Alternativmedizin* (oder Komplementärmedizin) bezeichnet verschiedene Behandlungskonzepte, die eine Alternative oder Ergänzung zu wissenschaftlich erwiesenen Methoden darstellen. Die Letztgenannten werden im Psychologie- und Medizinstudium gelehrt, hier kommt auch der Begriff »Schulmedizin« her. Da die Schulmedizin für vielerlei Probleme der Menschen keine zufriedenstellende Lösung anbietet, werden Alternativen, z. B. in Naturheilverfahren, Homöopathie, Osteopathie oder Traditioneller Chinesischer Medizin gesucht.

Bei diesen Therapien sind nicht nur das Verfahren und die Vorgehensweise wirksam, sondern vor allem auch die sog. Wirkerwartungseffekte führen beim Patienten zur Besserung.

Diese *Wirkerwartungseffekte* entstehen besonders, wenn der Patient

- weiß, dass eine Behandlung stattfindet, und dies auch körperlich spürt,
- positive Erwartungen an die Behandlung hat,
- von anderen gutes über die Methode gehört hat,
- erlebt, dass ein überzeugendes Ritual stattfindet, und
- bemerkt, dass die Behandlung stressreduzierend wirkt.

Wirkerwartungseffekte sind besonders effektiv bei Kindern, sehr suggestiblen und ängstlichen Menschen. Sie entstehen durch die Aktivierung von Botenstoffen (Neurotransmittern) im Gehirn und werden verstärkt, wenn durch die Behandlung Lernprozesse (sog. Konditionierungen) aktiviert werden. In der Schulmedizin werden Wirkerwartungseffekte selten systematisch genutzt.

Im Jahr 2013 wurden laut verschiedener Quellen aus dem Internet in Deutschland *Homöopathika* für 482 Mio. Euro umgesetzt; das entspricht 8,1 % aller rezeptfreien Arzneimittel. Davon wurden 20 % von einem Arzt oder Heilpraktiker verordnet, 80 % wurden direkt vom Anwender in der Apotheke gekauft. Viele Menschen sind offensichtlich bereit, finanzielle Mittel zusätzlich zur Schulmedizin für die eigene Gesundheit aufzubringen.

Das schulmedizinische System steht unter erheblichen ökonomischen und damit zeitlichen Zwängen. *Dies verhindert sehr oft einen achtsamen Umgang mit dem Patienten.*
Unschwer zu erkennen: Die üblichen ökonomischen und damit zeitlichen Zwänge, unter denen das Schulmedizinische System steht, fallen in der Alternativmedizin meist weg. Viele der Verfahren werden vom Patienten selbst finanziell getragen, bzw. nur ein Teil der Kosten wird von gesetzlichen Krankenkassen übernommen. Dies führt, sowohl über die Eigenbeteiligung als auch über die besondere

Wirkerwartung an die Alternativmedizin, zu höherer Motivation und größerer Effektivität.

In der Behandlung steht meist die Therapeut-Patient-Interaktion im Vordergrund, technische bzw. operative Verfahren sind die Ausnahme. Damit spielen die Beziehung und die Interaktion tragende Rollen. Gerade in den alten Traditionsverfahren der Komplementärmedizin werden die Therapeuten in einem achtsamen Umgang mit den Patienten ausgebildet. Patienten fühlen sich dann besonders angesprochen und wertgeschätzt.

Dieser achtsame Umgang und die Fähigkeit, eine überzeugende Wirkerwartung herzustellen, schaffen, wie oben ausgeführt, die Voraussetzung für einen großen Teil der Wirkungen in diesen Verfahren.

Zusätzlich dürfen sich im Bereich der Alternativmedizin die althergebrachten Schemata und Rollenzuweisungen von Arzt und Patient verändern, neu entwickeln, und Patienten lassen sich bewusst auf neue Wege ein (dies ist auch ein Resilienzfaktor). Patienten haben hier die Möglichkeit, ihr Gesundheitsverhalten abseits der Schulmedizin positiv zu verändern.

Auch die Menschen, die das Bild von einem Therapeuten als »Heiler« haben, kommen hier zu ihrem Recht. Ihre Vorstellungen werden durch die häufig persönliche und intensive Beziehung in Verbindung mit »magischen Kräften« und Ritualen bestätigt.

Manche Menschen »glauben« nicht an die Alternativmedizin. Wenn dann doch Wirkungen nach Einnahme von Homöopathika oder während der Akupunktur überraschend wahrgenommen werden, ist die Überzeugungskraft für den Moment hoch. Ist die Erwartungshaltung also zunächst gering, kann der positive Effekt stärker zum Tragen kommen.

Frau Katharina M. (38 J.) verließ enttäuscht die Praxis. Sie hatte nun schon fast ein Jahr diese furchtbaren Rückenschmerzen und lief von einem Arzttermin zum anderen. Am Anfang sprach der Arzt von einem möglichen Bandscheibenvorfall, der die Schmerzen hervorrufen könnte. Doch auf den MRT-Bildern konnte dieser Vorfall nicht bestätigt werden. Sie hatte schon sehr viele Maßnahmen gegen die Schmerzen ausprobiert: Medikamente, Spritzen, Akupunktur, Massagen, Manuelle Therapie. Zu einer länger anhaltenden Schmerzlinderung war es jedoch nicht gekommen. Sie verstand nun gar nicht, warum der Arzt ihr eine Empfehlung zur Psychotherapie gegeben hatte. Diese Schmerzen bildete sie sich schließlich nicht ein. Sie vermutete, dass die Forschung in der Medizin einfach nicht weit genug fortgeschritten war und die Ursache ihrer Schmerzen nur noch nicht sichtbar gemacht werden konnte. Dann erst würde sie entsprechend behandelt werden können. Die heftigen Nebenwirkungen der Medikamente jedenfalls wollte sie nicht mehr in Kauf nehmen und hatte sie abgesetzt, da sie sowieso auch nicht hilfreich gewesen waren. Außerdem hat sie einen Arbeitsplatz, an dem sie im letzten Jahr oft gefehlt hatte. Zugegebenermaßen war schon vor dem Beginn der

Rückenschmerzen die Stimmung in dem Team ziemlich schlecht gewesen. Aber die Zeichen standen sehr ungünstig für die Möglichkeit, einen anderen Arbeitsplatz zu finden.

Menschen mit chronischen Schmerzen fühlen sich oft nicht ernst genommen. Man sieht meist nicht, dass sie Schmerzen haben. Wenn dann auf psychische Ursachen chronischer Schmerzen eingegangen wird, denken und sagen sie: »Ich bilde mir das doch nicht ein!«

Traditionelle Chinesische Medizin (TCM) und Akupunktur

Durch die Einheit von Körper und Psyche ist es in der TCM möglich, die Stigmatisierung, die Menschen mit chronischen Schmerzen häufig erfahren haben, aufzuheben. Ein Symptom ist ein Symptom, egal, ob es ein häufiger und belastender Gefühlszustand ist, eine Schlafstörung, ein Hautausschlag oder Bauchschmerzen. Aus der Zusammenschau ergibt sich ein chinesisches Syndrom wie z. B. Leber-Qi-Stagnation oder Nieren-Yin-Schwäche (das Syndrom hat nichts mit dem Organ zu tun). Diese Syndrome werden dann auch in mehreren Dimensionen behandelt.

Die Akupunktur ist in der TCM in ein umfassendes Therapiekonzept eingebunden. Bewegungstherapie, Massagetechniken, Ernährungslehre, Kräuterheilkunde und Akupunktur sind gemeinsam die fünf Säulen der TCM. Im alten China war es Tradition, dass man den

Arzt zur Gesunderhaltung befragte und nicht erst, wenn eine Krankheit vorlag. So konnte der TCM-Arzt auch zu Lebensplanung, Verbesserung der Lebensqualität, Ernährung und Bewegung beraten, bevor eine Krankheit auftrat. Ebenso lag es in der Verantwortung des Einzelnen, sich um den eigenen Körper zu kümmern. Hierzu gab es die Vorgaben zu Bewegung, Ernährung und ggf. zur Einnahme von Kräutern. Wie man merkt, sind Gedanken zur Salutogenese schon einige Tausend Jahre alt.

Von einer befreundeten Physiotherapeutin hatte Frau M. den Tipp bekommen, wegen der anhaltenden Schmerzen eine Ärztin für Traditionelle Chinesische Medizin aufzusuchen. Diese beschäftige sich schon sehr lange mit der TCM und sei eine Expertin auf diesem Gebiet. Frau M. entschloss sich, die Ärztin trotz der zusätzlichen Kosten aufzusuchen. Sie war überrascht, dass die Ärztin sich viel Zeit für ein ausführliches Erstgespräch nahm. Im Gegensatz zu der vorherigen Akupunkturbehandlung hatte sie das erste Mal das Gefühl, dass ein Arzt sie mit ihren Symptomen körperlich wie seelisch ernst nahm und verstand. Alle ihre Beschwerden, auch ihre Wetterfühligkeit, ihre Müdigkeit um bestimmte Uhrzeiten, ihre Gefühle und dann auch die konkreten Konflikte in ihrem Alltag fanden Gehör und Eingang in die Diagnostik und Behandlung. Die Akupunktur nahm sie als eine sehr persönliche Behandlung wahr, die die Ärztin erklärte und selbst durchführte. Die Ärztin hatte Frau M. zuletzt zu Bewegung und

Ernährung beraten. Sie überlegte gerade, wie sie dies nun umsetzen konnte. Insgesamt hatte sie den Eindruck, dass es etwas aufwärts ging. Sie begann einige Zusammenhänge zwischen ihrem Gefühlsleben und ihrem Schmerzverhalten festzustellen. Mit einem Mal lag ihr der Gedanke an Psychotherapie gar nicht mehr so fern. Sie wünschte sich mehr Zugang zu ihren Gefühlen und einen besseren Umgang damit.

Die *Eigenverantwortung des Menschen* ist bei der TCM also genauso wichtig wie die Behandlung selbst. Der große Gewinn der TCM für den westlichen Kulturkreis ist eine ganzheitliche Sicht auf den Menschen mit Übertragung von Eigenverantwortung an den Einzelnen. Diese Art der Behandlung geht weit über eine einfache, passive Akupunkturbehandlung hinaus. Für Menschen mit chronischen Schmerzen, die sich im Schulmedizinischen System nicht gut aufgehoben fühlen, kann sich eine Tür zur wirksamen Behandlung öffnen.

Hier ist jedoch anzumerken, dass auch gerade die Erfolge der TCM sehr von der Wirkerwartung des Patienten abhängen. Wir sind uns klarer Indikationen für Schulmedizinische Behandlung bewusst und sehen daher auch Grenzen für die Alternativmedizin und die TCM. Im Bereich der Behandlung von chronischen Schmerzen, Schlafstörungen, Stimmungsschwankungen und Stress sind jedoch einige Menschen von schulmedizinischen Abläufen und wirklosen oder schädigenden Therapien sehr enttäuscht und wenden sich ab. Ein ganzheitlicher Ansatz hilft hier oft weiter im Sinne von Verständnis des Patienten für seine Störung und Entwicklung von Möglichkeiten, aktiv an der Bewältigung mitzuwirken.

Im abschließenden Teil dieses Kapitels finden Sie daher einige Überlegungen dazu, wie wir Menschen Eigenverantwortung übernehmen und uns selbst positiv beeinflussen können.

Wie wir uns beeinflussen können – Imagination und Autosuggestion

Es gibt viele Untersuchungen darüber, wie wir Menschen Erlebnisse verarbeiten, Gewohnheiten entwickeln und auf Veränderungen reagieren. Lange war man überzeugt, dass der Mensch vor allem mit Vernunft die Dinge am besten gestalten könne. Das logische Denken wird in unserer humanistischen Tradition als eine besondere Stärke des Menschseins angesehen, so dass wir damit auch Kontrolle über uns und die Welt um uns herum haben.

Wie schnell wir da an Grenzen kommen, zeigt sich zum Beispiel, wenn man beobachtet, wie ein Arzt mit Logik versucht, seinen Patienten davon zu überzeugen, wie er gesünder leben könnte oder was er tun könnte, um weniger Schmerzen zu haben. Wenn das so einfach ginge, wäre dieses Buch überflüssig.

Wann sind Veränderungen in uns besonders wirksam und anhaltend? Die amerikanische Forscherin Wilma Bucci (1997) entwarf für solche Entwicklungen die »multiple code theory«, übersetzt heißt das *Mehrfach-Codierungs-Theorie*. Danach werden Erlebnisse in unserer inneren Welt verbal, nonverbal, emotional und symbolisch verarbeitet. Das bedeutet, dass wir uns selbst besonders intensiv durch die Kombination von

- Worten,
- Bildern,
- Körpererleben und
- Ansprechen der emotionalen Persönlichkeitsanteile

erreichen und beeinflussen können.

Die Theorie der Mehrfachcodierung der inneren Erlebniswelt ist ein gutes, konkretes Beispiel dafür, welche Dimensionen bei der Achtsamkeit wirksam sein können. Dadurch ist es auch möglich, den Prozess der Achtsamkeit zu erfassen und zu beschreiben. Jeder Mensch hat in diesen vier Dimensionen unterschiedliche Schwerpunkte. Der eine ist mehr über Bilder und Imaginationen zu erreichen, der andere mehr über das Körpererleben. Auch im Zugang zur eigenen Gefühlswelt finden sich zwischen den Personen deutliche Unterschiede.

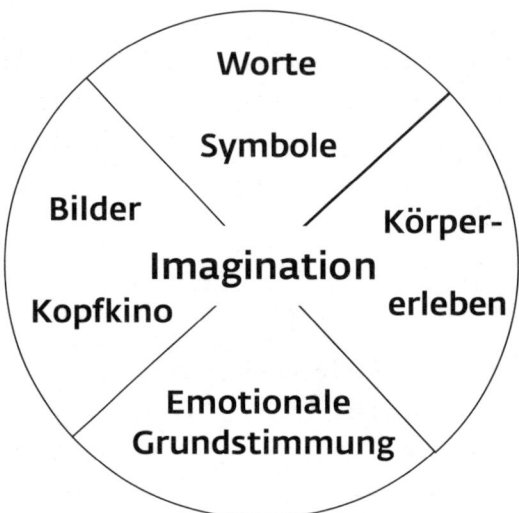

Abb. 1.10 Codierungsebenen der Achtsamkeit

Wenn wir also möglichst viele Menschen mit Übungen zur Achtsamkeit erreichen wollen, ist es sinnvoll und erfolgversprechender, wenn wir versuchen, die o. g. Codierungsebenen möglichst gemeinsam zu nutzen. Nehmen wir als Beispiel die *Übung »Der Schrankenwärter«* (Track 4 auf der CD). Das Wort »Schrankenwärter« wird mit einem Bild verbunden: Der Schrankenwärter überwacht eine Bahnstrecke. In der Vorstellung werden wir angeregt, uns mit dem Schrankenwärter und seiner Tätigkeit bildhaft zu identifizieren. »Stellen Sie sich vor,

Sie wären ein Schrankenwärter und müssten eine Bahnstrecke überwachen. Dazu müssen Sie immer wieder nach rechts und links schauen…« Durch diese Drehbewegung wird jetzt das Körpererleben aktiviert und mit dem Bild des Schrankenwärters verbunden. Bei der Drehbewegung, die den ganzen Körper einbezieht, achten wir darauf, wie wir uns lockern und welche Bereiche im Körper (Gelenke, Wirbelsäule, Bauch) besonders angesprochen werden. Der Gedanke, sich einmal in die Rolle eines Schrankenwärters hineinzuversetzen und bei der Überwachung einer Bahnstrecke nicht angespannt zu sein, sondern im Gegenteil dabei den Körper zu lockern und dadurch die Arbeit zur Entspannung zu nutzen, gibt der Übung eine humorvolle Seite. Wenn man sich diese lustige Situation mit einem inneren Lächeln bewusst macht, entwickelt man Spaß an der Übung.

> Die Übung wird durch die Verbindung von Wort, Bild, Körpererleben und Humor positiv in unserer Erinnerung abgespeichert. Die Wahrscheinlichkeit, dass wir uns im Alltag daran erinnern, steigt dadurch.

Den Prozess, der für diese Form des Achtsamkeitserlebens besonders wichtig ist, nennen wir im ersten Schritt Imagination. Durch Worte wird unsere bildhafte Vorstellung aktiviert. Bilder haben für die meisten Menschen eine intensive Wirksamkeit. Der Neurobiologe Gerald Hüther (Hüther 2015) sagt sogar, dass jede seelische Veränderung über

Bilder erfolgt. Ein Therapeut könnte daher bei seiner Arbeit imaginative Elemente nutzen, um bessere Wirksamkeit zu erzielen. Entsprechend nutzen auch therapeutische Ansätze wie imaginative Verfahren oder Hypnose besonders die *Kraft der inneren Bilder*. Wenn diese inneren Bilder in Bewegung kommen und sich zu einem Film zusammensetzen, verwenden wir für die Anwendung von solchen dynamischen Imaginationen auch den Begriff *»Kopfkino«*.

Sie werden in diesem Buch viele weitere Beispiele dafür finden, wie die Mehrfachcodierung für Momente der Achtsamkeit genutzt werden kann. Vor allem die Übungen auf der beiliegenden CD sind systematisch nach diesem Muster aufgebaut. So können Sie Bewegungsübungen, Atemmeditationen, die Progressive Relaxation nach Jacobson und Alltagsachtsamkeiten wesentlich effektiver gestalten.

2 Körperschmerz – Seelenschmerz

Die Frage der Ursachen und der Behandlung von Schmerzen beschäftigt die Menschen schon mehrere Tausend Jahre. Die Kräutermedizin fand unter anderem Mohn (Opium), Weidenrinde, Teufelskralle, Pestwurz, Hanf, Pfefferminze, Eukalyptus und Capsaicin zur Schmerzlinderung. Medizinmänner und Schamanen verwendeten, je nach kulturellem Hintergrund, Einreibungen, hypnotische Suggestionen, Akupunktur, Gesänge, Tänze, Trommeln und Räucherungen. Bei solchen Ritualen waren sowohl die körperlichen Reaktionen wie auch die seelische Beeinflussung wichtig. Aufmerksamkeitslenkung und Bewusstseinsabsenkung in Trance waren wesentliche Wirkfaktoren.

Der Kirchenlehrer Thomas von Aquin beschrieb im 13. Jahrhundert *Schmerzen als Strafe Gottes* für begangene Sünden und Verfehlungen, und die katholische Kirche hatte folgerichtig als Therapiemöglichkeiten anzubieten: beten, beichten und Ablass zahlen. Menschen mit chronischen Schmerzen wurden schon im Mittelalter umfänglich zur Kasse gebeten. Dieses Phänomen hat sich bis in unsere Zeit, jetzt durch andere Personen und Institutionen, fortgesetzt. Auch heute sind die schmerzgeplagten Patienten oft bereit viel Geld für etwas zu bezahlen, wenn ihnen dafür Schmerzlinderung versprochen wird.

Dabei hatte Thomas von Aquin in seiner Schrift die Aufmerksamkeit schon damals auch auf ganz andere Hilfen gelenkt. Er zählte *»fünf Heilmittel gegen Schmerzen und Traurigkeit«*:

- die Tränen,
- das Mitleid der Freunde,
- der Wahrheit ins Auge sehen,
- schlafen,
- baden.

Es ist bemerkenswert, dass er mit Schmerzen und Traurigkeit körperliche und seelische Dimensionen des Leidens gleichsetzte. Seine »Heilmittel« sprechen körperliche und seelische Hilfen an, gleichzeitig auch die hilfreichen Beziehungen zu anderen Menschen. Dies entspricht in einfacher Form einem bio-psycho-sozialen Krankheits- und Heilungsverständnis.

Das *erste naturwissenschaftlich orientierte Schmerzverständnis* wurde im 17. Jahrhundert von dem französischen Philosophen René Descartes entwickelt. Er beschrieb den Schmerz als Folge einer Verletzung oder Schädigung des Körpers. Die Wahrnehmung des Schmerzes würde über Nervenbahnen zum Rückenmark und von dort ins Gehirn zu einem Schmerzzentrum geleitet. Diese sehr körperbezogene Definition des Schmerzes prägt die medizinische Diagnostik und Behandlung bis in unsere heutige Zeit hinein.

Während es für uns heute selbstverständlich ist, Körper und Seele in einem Zusammenhang zu betrachten, mussten vor 100 Jahren solche Konzepte erst noch entwickelt werden. Sigmund Freud hatte zum seelischen Schmerz einige Überlegungen veröffentlicht, die psychosozialen Zusammenhänge wurden aber erst mit der weiteren Entwicklung der Psychoanalyse systematischer erfasst und verstanden. *»Körperschmerz – Seelenschmerz«* war der Titel eines Vortrages, den der italienische Psychoanalytiker Edoardo Weiss am 5. September 1932 beim 12. Internationalen Psychoanalytischen Kongress in Wiesbaden gehalten hatte. Obwohl Körper und Seele hier wie gleichwertig erscheinen, schwang das Pendel jetzt doch sehr auf die Seite der seelischen Zusammenhänge. Erst mit dem bio-psycho-sozialen Krankheitsmodell von George Engel begann die Entwicklung, diese drei Bereiche als gleichwertig zu betrachten (Engel 1977).

Akuter Schmerz versus chronischer Schmerz

Es ist für das Verständnis des Schmerzes zunächst wichtig, dass wir eine Unterscheidung zwischen akutem Schmerz und chronischem Schmerz vornehmen. Der akute Schmerz ist in der Regel ein Warnsignal, das uns sagt: »Vorsicht, irgendetwas ist nicht in Ordnung, du musst jetzt reagieren!« Dies kann sehr schnell geschehen, denn die Hand auf der heißen Herdplatte lässt kein langes Nachdenken zu, sondern erfordert sofortige Reaktion. Wenn wir morgens mit akuten

Kopfschmerzen aufwachen, wird uns das nicht dazu bringen, sofort den Notarzt zu rufen – außer es handelt sich um einen extremen, vernichtenden Schmerz wie z. B. bei einer Hirnblutung. Wir überlegen zunächst, was los ist, ob wir solche Schmerzen schon einmal erlebt haben, ob wir am Abend vorher vielleicht ein Glas Wein zu viel getrunken haben, das Kopfkissen falsch gelegen hat oder was wir sonst als Ursache annehmen können. Dann entscheiden wir üblicherweise, ob wir uns selbst behandeln und eine Kopfschmerztablette nehmen oder ob wir zum Arzt gehen.

Akuter Schmerz als Warnsignal hat eine Schutzfunktion, die den Körper vor (weiterer) Schädigung bewahrt. Eine Verletzung der Hand schmerzt und wird verbunden, damit die Wunde nicht weiter blutet und kein Schmutz in die Wunde kommt. Dies ist für unser Überleben in früheren Zeiten existenziell wichtig gewesen. Für den akuten Schmerz hat die westliche Medizin heute gute und sehr wirksame Behandlungsmöglichkeiten. Schmerzmedikamente, Operationen, Wundversorgung und Behandlung von Knochenbrüchen sind in unserem Land auf hohem Niveau. Das Zertifikat »schmerzfreies Krankhaus«, das viele Kliniken anstreben, ist zwar zumeist sehr optimistisch gedacht, trifft aber den Kern, dass viele Behandlungen heute mit optimaler Schmerzlinderung durchgeführt werden können.

Chronischer Schmerz unterliegt anderen Gesetzmäßigkeiten. Er kann ganz verschiedene Ursachen haben und führt nicht zu einer sofortigen Reaktion. Oft ist der Körper nicht in dem Ausmaß geschädigt, wie es sich für den Patienten zunächst anfühlt. Bei vielen Formen des chronischen Schmerzes findet man anfangs vielleicht körperliche Veränderungen, im weiteren Verlauf nimmt jedoch der Einfluss psychosozialer Ursachenfaktoren zu. Dies ist schematisch in Abb. 2.1 dargestellt.

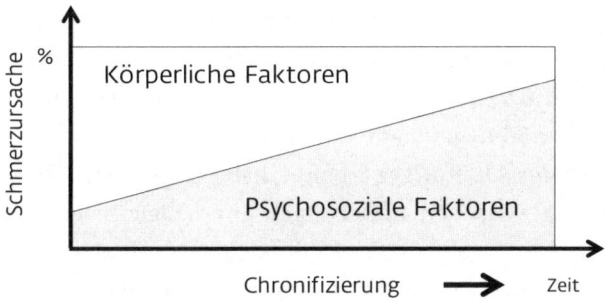

Abb. 2.1 Chronifizierung von Schmerzen

Wenn nun im Verlauf der Chronifizierung die Behandlung immer nur körperlich erfolgt, greift dies zu kurz. Die psychosozialen Einflussfaktoren halten dann den Schmerz aufrecht und führen zu weiterer Chronifizierung.

Herrn Wolfgang K. kennen Sie schon aus dem ersten Kapitel. Seine Rückenschmerzen wurden nach einem akuten Hexenschuss zunächst als Folge einer Schädigung seiner Bandscheiben angesehen. Er sei aufgrund seiner sitzenden Tätigkeit ein Risikopatient. Monatelang wurde er mit Spritzen, Massagen und Schmerzmitteln behandelt. Trotz dieser medizinischen Maßnahmen traten die Rückenschmerzen nach kurzer Linderung immer wieder auf. Er merkte eine zunehmende Hilflosigkeit, auch bei den Ärzten. Die akuten Schmerzen wurden körperlich jeweils gut behandelt, aber die Diagnostik und gleichzeitige Berücksichtigung psychosozialer Belastungsfaktoren fehlte. Als Frau K. ihren Mann einmal zur Untersuchung begleitete, berichtete sie dem Arzt, dass ihr Mann viele Sorgen und Konflikte am Arbeitsplatz habe, die sich zunehmend negativ auf das Eheleben auswirkten. Von einer Freundin, die in der Altenpflege arbeitet, habe sie gehört, dass es einen Zusammenhang zwischen Belastungen am Arbeitsplatz und Rückenschmerzen gebe. Durch die Ehefrau wurde somit einer der wichtigsten psychosozialen Chronifizierungsfaktoren benannt.

Warum Schmerz immer im Gehirn entsteht

Die Menschen gehen üblicherweise davon aus, dass die Stelle im Körper, die wehtut, auch der Ort ist, an dem sich das Schmerzgeschehen abspielt. Bauchschmerz im Bauch, Rückenschmerz im Rücken, Kopfschmerz im Kopf – ist logisch, oder? Vielleicht findet der Arzt bei der Untersuchung tatsächlich auch schmerzhafte Verspannungen, Druckpunkte, die wehtun, Probleme bei der Beweglichkeit o. Ä. Dennoch sollten wir uns klarmachen:

> Jeder Schmerz, wo auch immer im Körper wahrnehmbar, entsteht letztendlich immer im Gehirn, sonst könnten wir ihn gar nicht wahrnehmen.

Vereinfacht gesagt, haben wir zwei Schmerzsysteme, eines für die Wahrnehmung und eines für die Verarbeitung von Schmerzen.

Das System für die *Wahrnehmung des Schmerzes* besteht in einer Schmerzleitung vom Schmerzort zum Gehirn. Der Schmerz wird über die Nervenendigungen in der Haut und im Gewebe registriert und als elektrischer Impuls über die Nervenbahnen ins Rückenmark geleitet. Dort wird der Impuls umgeschaltet. Diese Umschaltstelle wird auch als Schmerztor bezeichnet, da hier der Schmerz verstärkt (Tor ist weiter offen) oder abgeschwächt (Tor ist mehr geschlossen) über aufsteigende Nervenbahnen ins Gehirn weitergeleitet werden kann. Im Gehirn befindet sich im Wahrnehmungszentrum (Thalamus) ein zweites Tor, das eine Verbindung zwischen dem Schmerzimpuls und unseren Gefühlen herstellt. Hier wird eine erste Entscheidung darüber getroffen, wie weh mir der Schmerz tut und beispielsweise, wie bedrohlich er ist.

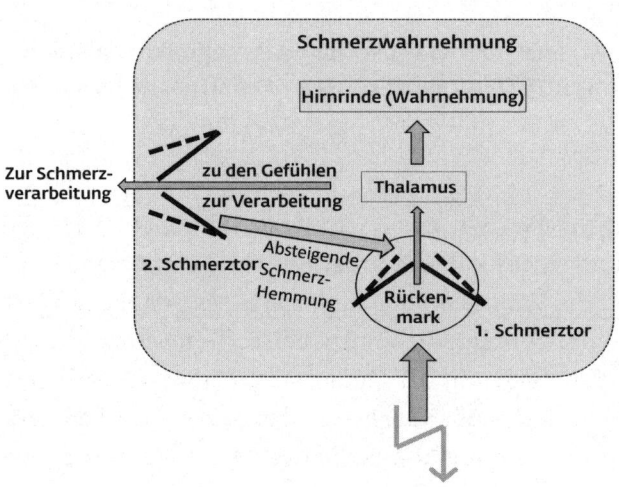

Abb. 2.2 Schema der Schmerzwahrnehmung

Das zweite Schmerzsystem besteht aus mehrfach vernetzten Zentren im Gehirn und ist für die *Verarbeitung des Schmerzes* zuständig. Auch wenn die Zusammenhänge hier sehr kompliziert sind und die Namen für den Leser sehr fremd sein mögen, sollen einige Grundbegriffe und Funktionen genannt werden. Wir tun dies, weil wir im ersten Kapitel ausgeführt haben, dass Achtsamkeit auch viel mit Worten und bildhaften Vorstellungen zu tun hat.

Die Verarbeitung des Schmerzes beginnt mit der *Bewertung der Wahrnehmung*. Dies geschieht zumeist sehr schnell und führt im

Sinne einer ersten Bewertung vor allem zu der Einschätzung, wie stark und bedrohlich der Schmerz ist. Es wird eine *Verbindung mit Gefühlen* wie Angst, Hilflosigkeit, Wut, Traurigkeit oder Ekel hergestellt, und dies gibt dem Schmerz einen besonderen Charakter.

> Bemerkenswert ist, dass die Verbindung zu den Gefühlen mit der Zeit immer mehr verloren geht, je länger der Schmerz andauert. Das bedeutet, dass chronische Schmerzpatienten oft nur noch den körperlichen Schmerz und nicht mehr das weitergehende Gefühl wahrnehmen können. Wir nehmen an, dass das eine Schutzreaktion unserer Persönlichkeit ist – *die Seele tut oft mehr weh als der Körper.*

In der Therapie versuchen wir diese Verbindung wiederzufinden und -herzustellen, was für den Patienten dann in anderer Hinsicht sehr schmerzhaft sein kann.

Die weitere Verarbeitung besteht im *Nachdenken und Beurteilen der Situation* (Kenne ich den Schmerz? Wie belastend ist er?). Wir versuchen Zusammenhänge zu erfassen und es kommen *Erinnerungen an frühere Schmerzen*. Oft entstehen im Rahmen dieser Bewertung, die vor allem darauf hinausläuft, wie viel *Stressbelastung* durch den Schmerz ausgelöst wird, weitere Gefühle, die mit Schmerz verbunden werden.

Ein wichtiges Phänomen ist unser sogenanntes *Schmerzgedächtnis*, bei dem mehrere Strukturen, insbesondere das Kleinhirn und die seitlich am Gehirn gelegenen Inselrinden, ineinanderwirken. Wie man dieses Schmerzgedächtnis verstehen kann, darauf wird weiter unten noch eingegangen.

Schließlich kommt es im Rahmen der weiteren Verarbeitung zur *Planung von Handlungen*, was ich gegen meinen Schmerz tun kann, welche Erfahrungen ich mit dem Schmerz bisher gemacht habe, was hilft und was nicht hilft usw. Damit verbunden ist auch die *Einschätzung, wie es weitergeht*. Ob ich erwarte, dass der Schmerz besser wird oder wann er möglicherweise wiederkommt. Was ich trotz Schmerz machen kann (z. B. bei Rückenschmerzen) oder ob ich mich besser schone (z. B. beim Migräneanfall).

In Tabelle 2.1 finden Sie eine vereinfachte Übersicht, bei der die jeweilige Funktion bei der Schmerzverarbeitung den dafür zuständigen Gehirnzentren zugeordnet ist.

> Da die meisten Funktionen mehr oder weniger gleichzeitig ablaufen, kann man sagen, dass bei der *Schmerzwahrnehmung und Schmerzverarbeitung das ganze Gehirn aktiv beteiligt* ist.

Tab. 2.1 Schmerzverarbeitung im Gehirn

Funktion	Gehirnzentrum
Erste Einschätzung (Was ist los?)	zentrale Hirnrinde
Gefühlsbewertung (Wie ist der Schmerz?)	Amygdala, Hippocampus
Stressbewertung (Wie belastend?)	Vorderes Cingulum
Erinnerung (Kenne ich den Schmerz?)	Kleinhirn, Hippocampus
Schmerzgedächtnis	insuläre Rinde, Kleinhirn
Handlungsabwägung (Was soll ich tun?)	Frontalhirn
Zukunftseinschätzung (Wann kommt er wieder?)	seitliche Hirnrinde

Diese Zusammenhänge sind sehr komplex. Sie finden im Online-Material unter www.klett-cotta.de beim Buch Hinweise dazu, mehrere Abbildungen und weitere Informationen zur Schmerzverarbeitung.

Die Wahrnehmungsbahnen im Gehirn und die Vernetzung der Schmerzverarbeitung arbeiten jedoch nicht getrennt voneinander, sondern beide Funktionsbereiche sind eng miteinander verbunden. Entsprechend wirkt Schmerzwahrnehmung immer wieder auf die einzelnen Schritte der Verarbeitung ein und die Verarbeitung verändert die Schmerzwahrnehmung. Ein besonders wichtiger Mechanismus der Möglichkeiten, die Schmerzwahrnehmung zu vermindern, ist die sog. *absteigende oder deszendierende Hemmung*. Das sind Nervenbahnen, die vom Gehirn über Zentren im Hirnstamm zum Schmerztor im Rückenmark hinuntergeleitet werden. Ein wichtiger Überträgerstoff in diesen Nervenfasern ist das *Serotonin*. Dieser Botenstoff ist neben der Schmerzhemmung für eine Reihe weiterer wichtiger Gehirnfunktionen zuständig, unter anderem für unsere Stimmung, das Auf und Ab unserer Gefühle, wache Aufmerksamkeit und Wohlbefinden. Ein Zuwenig an Serotonin in diesen Nervenzentren führt zu Funktionseinschränkungen bis hin zu Krankheiten wie z. B. der Depression. Serotonin ist daher ein Botenstoff mit verschiedenen Funktionen. Er baut eine Brücke zwischen Körper und Seele und damit auch zwischen Körperschmerz und Seelenschmerz.

Patienten berichten immer wieder, dass Ärzte (möglicherweise durchaus im Bewusstsein dieser Bedeutung) Blutproben im Labor auf Serotoninmangel untersuchen lassen. Das macht bei Schmerzen aber keinen Sinn, sondern kostet nur unnötiges Geld. Denn im Gehirn herrscht bei den meisten Schmerzpatienten kein wirklicher Serotoninmangel und es gibt keine Korrelation zum Serumspiegel im Blut. Wir haben viele Patienten mit starken Schmerzen gesehen, die sogar erhöhte Serotoninwerte im Blut hatten.

Was hat es nun mit dem Serotonin auf sich und wie können wir das zur verbesserten Schmerzhemmung nutzen? Es kommt nicht auf die Gesamtmenge des Serotonin im Gehirn an, sondern auf die *Ver-*

teilung des Botenstoffes, denn Serotonin ist nur an ganz bestimmten Stellen für die Schmerzhemmung wirksam. Eine dieser Stellen liegt im Schmerztor im Rückenmark. Wird durch das Gehirn die o. g. absteigende Hemmung aktiviert, dann steigt die Serotoninkonzentration im Schmerztor und blockiert die aus dem Gewebe kommenden Schmerzimpulse.

Bei der Serotoninaktivierung spielen Medikamente kaum eine Rolle. Die Zufuhr von Serotonin selbst ist wegen der Gefahr der Überdosierung mit unangenehmen und teilweise gefährlichen Nebenwirkungen verbunden, so dass es in Deutschland dafür gar keine Präparate gibt. Aus der Medikamentengruppe der *Antidepressiva* gibt es eine ganze Reihe von Präparaten, die in den Serotoninstoffwechsel eingreifen. Anfangs war man hier sehr optimistisch, die Praxis zeigt jedoch, dass nur ein Teil der Patienten davon profitiert. Viele sind auch enttäuscht, da die Langzeiteinnahme oft mit Nebenwirkungen wie Gewichtszunahme verbunden ist.

Eine wesentlich einfachere und nebenwirkungsfreie Vorgehensweise ist die *Anwendung von seelischen Mitteln*. Besonders wirksam sind:

- Entspannungsverfahren
- Aufmerksamkeitslenkung und Imagination
- Übungen zur Genussfähigkeit und zur Achtsamkeit

Alle diese Vorgehensweisen arbeiten im Gehirn über Zentren, die den Serotoninstoffwechsel aktivieren. So greifen übrigens alle 15 Übungen der beiliegenden CD in Ihren Serotoninstoffwechsel ein.

Zum Verständnis des chronischen Schmerzes bzw. der Beziehung zwischen Körperschmerz und Seelenschmerz ist nun Folgendes wichtig: Die *Funktionen der Wahrnehmung und Verarbeitung von Schmerz sind keine Einbahnstraßen.* Die Abläufe stehen in einem Wechselspiel:

- Schmerz löst nicht nur Gefühle aus, sondern Gefühle können auch Schmerz auslösen und verstärken

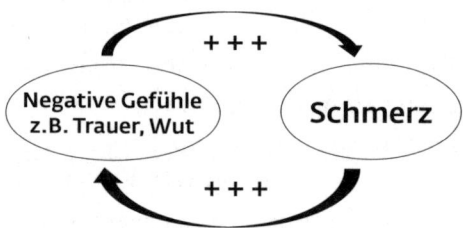

Abb. 2.3 Schmerz und Gefühle

- Schmerz führt nicht nur zu Erinnerungen, sondern bestimmte Erinnerungen können auch plötzlich körperlichen Schmerz auslösen

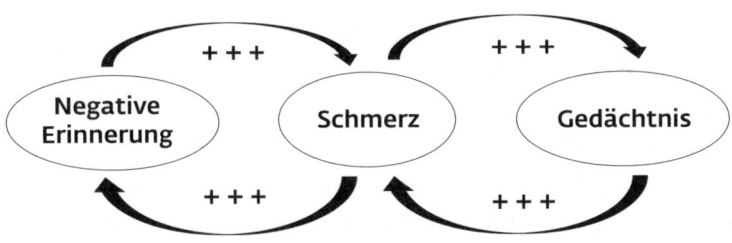

Abb. 2.4 Schmerz, Stress und Erinnerung

- bei chronischem Schmerz entsteht nicht nur mit der Zeit immer mehr das Schmerzgedächtnis, sondern das Schmerzgedächtnis aktiviert auch immer wieder den Schmerz.
- Schmerz macht nicht nur erhöhten Stress, sondern viele Menschen erleben in Phasen erhöhter Stressbelastung vermehrt Schmerzen

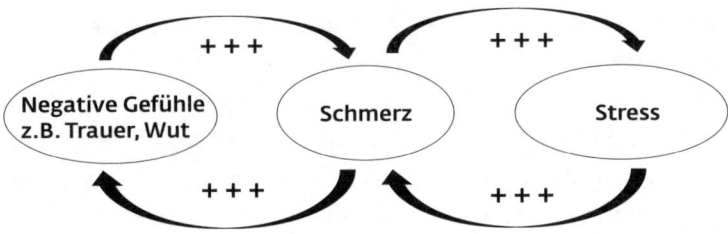

Abb. 2.5 Schmerz, Stress und Gefühle

Die Wirkung des Schmerzgedächtnisses können wir durch folgendes Experiment deutlich machen:

 Achten Sie einmal darauf, was Sie gerade denken. Vielleicht etwas im Zusammenhang mit den Zeilen, die Sie gerade gelesen haben. Schauen Sie im Raum umher oder schauen Sie aus dem Fenster. Das sind alles Wahrnehmungen, die Sie gerade haben.

Jetzt erinnern Sie sich einmal daran, wann Sie das letzte Mal im Kino waren. Möglicherweise kommt jetzt sofort das Bild von Kinosesseln, von Popcorn, von Filmszenen. Sie können auch kurz einmal an das letzte Silvester oder eine Geburtstagsfeier oder ein Grillfest denken. Immer werden Erinnerungsbilder, kurze Szenen, Stimmen, Gerüche oder Ähnliches kommen.

Jetzt gehen Sie einmal zeitlich weiter zurück. Denken Sie an Ihre erste Arbeitsstelle … an Ihre Schulzeit … an etwas Schönes, an das Sie sich gerne erinnern … oder auch an etwas Belastendes, beispielsweise an eine Situation, bei der Sie sich furchtbar blamiert haben und heute noch dafür schämen.

Vielleicht können Sie sich jetzt einmal an eine körperliche Verletzung erinnern. Können Sie diese Körperstelle heute noch spüren, auch wenn sie verheilt ist? Wenn es nur eine kurze Zeit Schmerzen gab, werden Sie das kaum mehr direkt spüren, dennoch wird die Erinnerung möglicherweise etwas unangenehme Gefühle auslösen. Wenn Sie eine etwas schwerere Verletzung oder Krankheit hatten, wird die Erinnerung daran stärker sein.

Sicher wird bei dieser Reise durch Ihre Erinnerungen irgendetwas sein, woran Sie »hängengeblieben« sind und das in Gedanken nachwirkt. Dabei haben Sie vor 10 Minuten an alle diese Dinge noch nicht gedacht. Sie haben sich erst durch die Stichworte vermutlich ganz spontan erinnert. Ihre Erinnerungen sind alle im Gehirn gespeichert und können durch Verbindungssignale abgerufen werden. Wir haben eine unglaubliche Speicherkapazität im Gehirn, ein gigantisches abrufbares Gedächtnis. Eine wichtige Funktion bei unseren Erinnerungen hat der *Hippocampus*, übersetzt das Seepferdchen. Dieser Name kommt daher, dass diese Struktur unsere beiden Gehirnhälften bogenförmig von vorne nach hinten durchzieht und damit zu vielen Zentren Kontakte hat. Der Hippocampus hat die Funktion, zu entscheiden, an was wir uns erinnern und an was nicht. Wir brauchen eine solche Schutzfunktion, damit wir vor unserem Gedächtnis geschützt sind und uns den Aufgaben, die vor uns liegen, widmen können.

Nach genau den gleichen Prinzipien funktioniert auch unser Schmerzgedächtnis. Die Schmerzwahrnehmung ist wie eine Erinnerung in unserem Gedächtnis gespeichert. Zumeist wird sie nicht durch Worte abgerufen, sondern durch Körpergefühle, Bewegungen, Haltungen, Stressbelastung, Überforderung, Ängste, gedrückte Stimmung, Einsamkeit, negative oder sorgenvolle Gedanken, Erinnerungen an traumatische Erlebnisse, Konflikte mit anderen Menschen und vieles mehr. Die Auslöser, die das Schmerzgedächtnis aktivieren, hängen unter anderem von den Erfahrungen ab, die jemand gemacht hat, und davon, in welcher Situation er sich gerade befindet.

Das Problem bei chronischen Schmerzen ist aber vor allem, dass die *Schutzfunktion des Hippocampus* nicht mehr gut funktioniert. Schmerzen werden dann oft durch Kleinigkeiten oder harmlose Bewegungen ausgelöst, schon wenig Stress führt zu verstärkten Schmerzen.

Das hört sich zunächst an wie ein auswegloser Teufelskreis. Wie soll man ein Gedächtnis wieder löschen? Für mögliche Auswege müssen wir uns daher noch einmal genauer anschauen, welche Faktoren bei der Entstehung des Schmerzgedächtnisses wichtig sind.

Wie kommt es zu chronischen Schmerzen?

Von wissenschaftlicher Seite gibt es viele Untersuchungen zu diesem Thema. Da wir mehrere Millionen chronischer Schmerzpatienten in Deutschland haben, ist es gut nachvollziehbar, dass hier inzwischen umfängliche Erkenntnisse vorliegen.

Zunächst gibt es *körperliche Chronifizierungsfaktoren*, die in der Krankheitsentwicklung selbst liegen. Es gibt Erkrankungen, die mit dem Begleitsymptom Schmerz einhergehen, z. B. bei Migräne, Gelenkrheuma, Gicht, Morbus Bechterew etc. Bei solchen Krankheiten hängt die Schmerzchronifizierung eng mit dem Krankheitsverlauf zusammen. Hier ist die Medizin mit Diagnostik und Behandlung gefordert.

Wesentlich häufiger und bedeutsamer sind die *psychosozialen Faktoren*, die das Chronifizierungsgeschehen in einer individuell sehr unterschiedlichen Form gestalten können. Vereinfacht gesagt, wird das Schmerzgedächtnis immer dann besonders aktiviert, wenn Schmerz mit Stress, persönlich belastenden Ereignissen und/oder all den anderen möglichen Faktoren zusammentrifft, die oben im Zusammenhang mit dem Schmerzgedächtnis aufgelistet wurden. Es erfolgt dann quasi eine gemeinsame Verarbeitung und der Schmerz wird regelrecht »gelernt«. Dies geschieht natürlich nicht bewusst, sondern liegt unter anderem daran, dass Schmerz, Angst und Stress in den gleichen Zentren verarbeitet werden. Von Nachteil ist, dass wir uns vor Chronifizierung oft nicht gut schützen können. Der Vorteil aber ist, dass beispielsweise durch eine Verbesserung der Stressbewältigung auch der damit verbundene Schmerz beeinflusst werden kann.

Es gibt viele verschiedene sog. *Kontextfaktoren*, die zur Chronifizierung beitragen können und die sich in fünf Kategorien einordnen lassen:

- Anhaltende körperliche Belastungen (z. B. schwere Arbeit)
- Arbeitsplatzfaktoren (z. B. Arbeitsplatzzufriedenheit, Konflikte, Arbeitslosigkeit)
- Soziale Faktoren (z. B. schlechte Bildung, niedriges Einkommen)
- Psychosoziale Faktoren (z. B. Stressbelastung, psychische Erkrankungen)

- Folgen falscher ärztlicher Behandlung (z. B. zu viel Schmerzmittel, Operationen)

Schon diese kurze Auflistung mit einigen wenigen Beispielen zeigt, mit welchen unterschiedlichen Belastungsfaktoren der chronische Schmerz zusammenhängen kann. Darüber hinaus wird noch einmal deutlich:

> Es gibt einen engen Zusammenhang zwischen dem Ausmaß der psychosozialen Stressbelastung und der Entstehung chronischer Schmerzen.

Was bedeutet das nun für die Diagnostik und Behandlung? Bei der *ärztlichen Suche nach der Ursache chronischer Schmerzen* wird es nicht nur darum gehen, die körperlichen Ursachenfaktoren zu erfassen, sondern vor allem auch darum, nach den psychosozialen Kontextfaktoren zu fragen. Der Arzt wird sich im Gespräch anfangs etwas Zeit nehmen müssen, um die allgemeine psychosoziale Erlebniswelt und die Persönlichkeit des Patienten kennen zu lernen. Dabei genügt es oft schon, wenn der Arzt beispielsweise auf folgende Bereiche achtet:

- familiäre, partnerschaftliche Situation, Anzahl und Alter der Kinder
- Wohnsituation und Art der häuslichen Versorgung

- soziale Unterstützung, Freundeskreis
- Belastungen im sozialen Umfeld
- kritische, belastende Lebensereignisse
- chronische Konflikte
- Risikoverhalten wie ungesunde Ernährung, Bewegungsmangel
- Stressbelastung
- Abgrenzung zwischen beruflichem und privatem Leben

In einer guten *Arzt-Patient-Beziehung* wird der Arzt auch Wert darauf legen, dass der Betroffene eigene Gedanken, Vorstellungen und Sorgen über seine Krankheit äußern kann. Dies ist besonders wichtig, weil sich Patienten oft im Internet informieren und dort nicht selten Informationen zu finden sind, die sich weit von dem gesicherten medizinischen Wissen entfernen. In der ersten Betroffenheit sind kranke Menschen sehr empfänglich für Versprechen auf schnelle Heilung. Der Arzt ist dabei gut beraten, nicht jede Laienhypothese des Patienten sofort als abwegig zu disqualifizieren. Wenn er auf die Persönlichkeit neutral fürsorglich eingeht, entsteht nicht selten eine so vertrauensvolle Beziehung, dass auch das persönliche Erleben der Erkrankung vom Patienten mehr zugelassen und gezeigt werden kann.

Wir halten diese Hinweise für das Zustandekommen einer guten Arzt-Patient-Beziehung für äußerst wichtig, da nach den o.g. Forschungsergebnissen eine *schlechte Arzt-Patient-Beziehung ein gravie-*

render Risikofaktor für die Schmerzchronifizierung ist. Chronische Schmerzpatienten stellen für die meisten Ärzte und Schmerztherapeuten eine erhebliche Herausforderung dar. In der Beziehung kommt es sehr schnell zu Missverständnissen, Spannungen entstehen, Gefühle eskalieren und es kommt zu unbedachten Handlungen.

Welches Handeln hat sich bei Ärzten und Schmerztherapeuten als besonders ungünstig erwiesen?

Die *Chronifizierung wird gefördert*, wenn
- die Suche nach körperlichen Schmerzursachen im Vordergrund steht,
- apparative Diagnostik zu viel und zu häufig eingesetzt wird,
- unspezifische körperliche Zufallsbefunde dabei überschätzt werden,
- psychosoziale Faktoren überhaupt nicht erfragt oder nicht berücksichtigt werden,
- Patienten ohne kritisches Nachdenken unnötig lange krankgeschrieben werden,
- psychische Begleiterkrankungen wie Angst oder Depression übersehen werden,
- in der Therapie bevorzugt Medikamente und invasive Maßnahmen wie Operationen eingesetzt werden,
- statt Aktivierung passive, auf Schonung orientierte Therapien verordnet werden,

- der Therapeut nicht in der Lage ist, mit den möglichen Spannungen in der Beziehung souverän umzugehen.

Das bedeutet, dass in der Arbeit mit chronischen Schmerzpatienten einiges schief laufen kann.

Nun sind psychosoziale Faktoren im Gespräch gar nicht so einfach zu thematisieren. Direkte Fragen *lösen bei Patienten oft Unverständnis* aus. »Was hat die Beziehung zu meinen Arbeitskollegen denn mit meinem Schmerz zu tun … ich hab's doch im Rücken, nicht im Kopf.« Andererseits, wenn Arzt und Patient auf der körperlichen Ebene stehen bleiben und das Gespräch über mögliche Belastungen vermeiden, bleibt die Behandlung einseitig und es droht Chronifizierung.

Ärzte und Therapeuten sollten also sehr achtsam sein und nur schrittweise *persönliche Themen* wie belastende Lebensereignisse, chronische Konflikte, psychische Störungen, sozialen Rückzug und mögliches Schonverhalten, Freundeskreis, Partnerschaft, Körpernähe, Zärtlichkeit und Sexualität, Suchtverhalten, Risikofaktoren etc. erfragen. Ein achtsamer Umgang mit der Verletzlichkeit des Patienten und der Schutzbedürftigkeit seiner Seele ist eine wichtige Verantwortung des Arztes und Therapeuten.

Leichter ist es daher, wenn wir mit *neutraleren Themen* wie Situation am Arbeitsplatz, Freizeitverhalten, Schlafverhalten, Ernährung, Sport oder Hobbys beginnen. Auch dadurch bekommen wir schon einen ersten Eindruck von der Erlebniswelt eines Menschen.

Eine von vielen Therapeuten völlig unterschätzte Möglichkeit zur diagnostischen Erfassung von psychosozialen Zusammenhängen ist das gemeinsame Besprechen eines Schmerztagebuches des Patienten.

Schmerztagebuch und Achtsamkeit

Schmerztagebücher sind eine wertvolle Hilfe bei der Diagnostik chronischer Schmerzen. Für den Patienten sind sie zunächst eine Anleitung, wie sie ihren Schmerz konkret einschätzen und beschreiben können. Für den Schmerztherapeuten sind sie eine wichtige Information darüber,

- wie der Schmerzverlauf sich im Alltag des Patienten darstellt,
- welche Zusammenhänge es mit bestimmten Aktivitäten gibt,
- wie wirksam Schmerzmedikamente jeweils sind,
- was den Schmerz verschlimmert und
- insbesondere, was den Schmerz bessert.

Frau Martina F. leidet unter chronischen Kopf- und Rückenschmerzen. Als ihr vorgeschlagen wird, den Tagesverlauf einmal eine Woche lang mit dem Tagebuch zu dokumentieren, kommt von ihr der Einwand: »Der Psychologe hat uns im Achtsamkeitstraining gesagt, dass wir unsere Aufmerksamkeit weg vom Schmerz lenken sollen. Jetzt verlangen Sie, dass ich den ganzen Tag meinen Schmerz beobachte. Das passt doch nicht zusammen.«

Der Einwand ist berechtigt. Achtsamkeitsstrategien wirken grundlegend über Aufmerksamkeit weg vom Schmerz und hin zu positiven, serotoninstärkenden Erlebnissen. Ein Schmerztagebuch wird daher nur kurz zur Diagnostik und Behandlungsplanung geführt. Die Forscher der Deutschen Schmerzgesellschaft kamen zu dem Ergebnis, dass für das genauere Verstehen des Schmerzes und der Zusammenhänge mit Belastungen und Stress ein bis zwei Wochen Dokumentation ausreichen. Das längere Führen von Schmerztagebüchern kann sonst tatsächlich negative Auswirkungen haben. Man lernt dann regelrecht ständig auf den Schmerz zu achten, und diese ständige Aufmerksamkeit kann den Schmerz verstärken. Vor allem aber führt ein solches Vorgehen zur verstärkten Chronifizierung von Schmerzen, indem der Patient immer mehr zur Überzeugung kommt, dass es eine feste Verbindung zwischen seinem Alltag und dem Schmerz gibt.

Abb. 2.6 Schmerztagebuch (Ausschnitt) mit Schmerzverlauf (Schmerzstärke zwischen 0 und 10) über eine Woche (von Montag bis Sonntag), Dokumentation und Wirksamkeit der jeweils eingenommenen Schmerzmittel sowie Darstellung der Aktivitäten im Tagesverlauf (24 Stunden). Da in den einzelnen Kästchen nicht viel Platz ist, werden nur Kürzel verwendet. Unter S wird die jeweilige Schmerzstärke eingetragen, unter M das möglicherweise eingenommene Schmerzmedikament und unter A ein Kürzel für die jeweilige Aktivität.

Das Schmerztagebuch wurde zusammen mit Herrn Bernd Kappis, Psychologe in der Schmerzambulanz der Universitätsklinik Mainz, entwickelt. Während wir es vor allem zur Diagnostik und Behandlungsplanung nutzen, wird es dort auch regelmäßig in der Forschung bei Studien mit chronischen Schmerzpatienten eingesetzt. Die Einzelheiten werden auf den folgenden Seiten genauer erklärt. Sie finden das Tagebuch unter den Online-Materialien. Von dort können Sie es ausdrucken und selbst anwenden.

Schmerztagebuch

Name: _____ Woche von: __

Tragen Sie bitte in die linke Spalte ("S") die empfundene **Schmerzstärke** als Zahl zwischen 0 und 10 ein. Hierbei gilt:

0 |◄───────────────────────────►| 10
gar nicht   unaushaltbar

Bei verschiedenen Schmerzformen verwenden Sie verschiedene Farben oder Kürzel wie z.B. 5* oder ③

In der mittleren Spalte ("M") tragen Sie bitte die eingenommenen **Schmerzmittel** ein. Erstellen Sie hier eine Liste der Präparate mit Dosierungen und verwenden Sie im Tagebuch die entsprechenden Buchstaben.

A _____
B _____
C _____

In die rechte Spalte ("A") tragen Sie bitte die **Aktivitäten** Ihres Tagesablaufs ein. Benutzen Sie die angegebenen oder weitere Kürzel.

Ar	Arbeit und Beruf
En	Entspannung
Es	Essen
Fs	Fernsehen
Fz	Freizeit
G	Gespräche
H	Hausarbeit
Kö	Körperpflege
Kg	Krankengymnastik / Physiotherapie
L	Lesen
R	Ruhe
Sf	Schlafen
Sg	Spaziergänge
Sp	Sport
U	Untersuchungen / Behandlungen

___

Uhrzeit	Montag			Dienstag			Mittwoch			Donner	
	S	M	A	S	M	A	S	M	A	S	M
0-1											
1-2											
2-3											
3-4											
4-5											
5-6											
6-7											
7-8											
8-9											
9-10											
10-11											
11-12											
12-13											
13-14											
14-15											
15-16											
16-17											
17-18											
18-19											
19-20											
20-21											
21-22											
22-23											
23-24											

Wir antworten Frau F. also: »Es geht nicht darum, dass Sie Ihre Aufmerksamkeit dauernd auf den Schmerz lenken. Sie sollen sich vielmehr im Verlaufe des Tages immer wieder bewusst machen, was Sie gerade tun und wie stark Ihr Schmerz dann ist. Wenn Sie keinen Schmerz spüren – und wir wünschen Ihnen, dass das möglichst oft ist –, tragen Sie eine Null ein. Wir wollen wissen, wie Ihr Schmerz am Tag und in der Nacht ist, unter der Woche und am Wochenende, bei der Arbeit und in der Freizeit, wenn Sie allein sind oder mit anderen Menschen zusammen usw. Es genügt völlig, wenn Sie das zunächst einmal eine Woche lang probieren.«

Es ist uns wichtig, dass das Schmerztagebuch keinen zusätzlichen Stress auslöst. Wir wollen bei Frau F. eher Neugierde wecken, ihren Schmerz etwas genauer zu analysieren. Wie ein Wissenschaftler ein Untersuchungsobjekt betrachtet, soll sie kurz registrieren, dass der Schmerz da ist, wie stark er ist – und sich dann auch quasi wieder verabschieden und dem Alltag zuwenden. Auch dieses Vorgehen dient der Achtsamkeit: Aufmerksamkeit kurz hinlenken, sich bewusst machen, was gerade ist, und dann wieder davon weglenken.

 Herr Anton R. leidet unter chronischen Rücken- und Nackenschmerzen. Er hat schon Erfahrungen mit dem Ausfüllen von Schmerztagebüchern gemacht. »Ich fand das zuerst sehr interessant, der Schmerztherapeut hat mich überzeugt. Ich habe mir dann total viel Mühe gegeben, alles genau aufzuschreiben. Als ich dann eine Woche später in die Schmerztherapiegruppe kam, hat sich keiner dafür interessiert. Weder mein Arzt noch der Schmerztherapeut haben jemals genau draufgeschaut.«

Diese Erfahrung machen Schmerzpatienten leider sehr oft. Es wird von den Therapeuten immer wieder betont, dass die Verbesserung ihres Schmerzes wesentlich von ihrer eigenen Aktivität und Mitarbeit abhängt. Und wenn sie sich dann tatsächlich bemühen, wird das von den Behandlern nicht ausreichend gewürdigt. Fragt man die Schmerztherapeuten, kommt oft die Antwort: »Wir haben ohnehin nur wenige Stunden für jeden Patienten und daher viel zu wenig Zeit für eine genauere Analyse seines Schmerztagebuches. Das Führen von Schmerztagebüchern gehört zum Behandlungsstandard und natürlich sprechen wir kurz darüber, dann müssen wir aber weiter zum nächsten Thema ...«

Wir gehen hier in unserer Arbeit mit Schmerzpatienten einen anderen Weg. Das Schmerztagebuch steht anfangs im Mittelpunkt unseres Interesses, und wenn ein Patient seinen Schmerz eine Woche lang dokumentiert hat, sprechen wir sowohl in der Gruppe als auch im Einzeltermin ausführlich darüber. In der Gruppe zeigen wir den Patienten genau, wie man ein Tagebuch »lesen« kann und welche Erkenntnisse daraus abzuleiten sind. Wir verwenden zunächst anonymisierte Tagebücher früherer Patienten und lassen die Gruppen-

Abb. 2.7 Schmerztagebuch (Ausschnitt) Anton R.
Das ist ein Ausschnitt des Tagebuches von Herrn Anton R. Versuchen Sie sich, bevor Sie umblättern, zunächst einmal einen Eindruck davon zu verschaffen.

- Wie ist die Schmerzstärke im Tagesverlauf?
- Wann ist Herr R. schmerzfrei (Schmerzstärke 0)?
- Wann ist der Schmerz besonders stark? Was hat Herr R. da vorher gemacht?
- Was bedeuten die Striche am Montagmorgen?
- Wie ist der Nachtschlaf? Welche Tätigkeiten tun Herrn R. gut?
- Helfen ihm Schmerzmittel? Wie lange dauert es, bis sie wirken?
- Haben Sie eine Idee, warum die Kunsttherapie jedes Mal solche starken Schmerzen macht?

Schmerztagebuch

Name: Anton R.   Woche von: _____

Tragen Sie bitte in die linke Spalte („S")
die empfundene **Schmerzstärke** als Zahl
zwischen 0 und 10 ein. Hierbei gilt:

0 |◄───────────────────►| 10
gar nicht   unaushaltbar

Bei verschiedenen Schmerzformen
verwenden Sie verschiedene Farben oder
Kürzel wie z.B. 5* oder ③

In der mittleren Spalte („M") tragen Sie bitte
die eingenommenen **Schmerzmittel** ein.
Erstellen Sie hier eine Liste der Präparate
mit Dosierungen und verwenden Sie im
Tagebuch die entsprechenden Buchstaben.

A Tramadol 20 Tropfen
B ASS 500
C _____

In die rechte Spalte („A") tragen Sie bitte die
Aktivitäten Ihres Tagesablaufs ein.
Benutzen Sie die angegebenen oder weitere
Kürzel.   R = Ruhe

- Ar Arbeit und Beruf
- En Entspannung   Gr = Gruppenth.
- Es Essen
- Fs Fernsehen   KT = Kunsttherapie
- Fz Freizeit
- G   Gespräche   Sch = Schmerzgruppe
- H   Hausarbeit
- Kö Körperpflege
- Kg Krankengymnastik / Physiotherapie
- L   Lesen   Sp = Sport

Uhrzeit	Montag S	M	A	Dienstag S	M	A	Mittwoch S	M	A	Donner S	M
0-1											
1-2											
2-3											
3-4											
4-5											
5-6											
6-7	/			0			Sp	1		Sp	/
7-8	/			0			Es	0		Es	/
8-9	/			0			Fz	/		G	3
9-10	/			2			En	—		G	2
10-11	4		Gr.	5		Gr.	11		Fz	3	
11-12	4		Gr.	4		Gr.	4		Kg	4	
12-13	3		Es	3			5		Es	/	
13-14	3		Sg	4			2		R	0	
14-15	4		KT	4		KT	2		R	0	
15-16	5		KT	8		KT	2		Sf	4	
16-17	8	B	R	8	A	R	3		Sg	4	
17-18	8		R	5		Sp	/			5	B
18-19	6		Es	4		Es	/			6	
19-20	3			4			/			3	

teilnehmer darüber zu Wort kommen, was ihnen auffällt. Gemeinsam analysieren wir das jeweilige Tagebuch und überlegen dann auch, welche Möglichkeiten es in diesem Fall gibt, den Schmerz zu beeinflussen. Der Patient wird dadurch zum Berater eines anderen Schmerzpatienten. Dies haben wir aus der Erfahrung abgeleitet, dass es den meisten Menschen leichter fällt, anderen Ratschläge zu geben. Dann überlegen wir, welche der Vorschläge möglicherweise auch selbst für den eigenen Schmerz angewendet werden können.

> Diese Vorgehensweise können Sie gerne einmal selbst ausprobieren. Betrachten Sie die Schmerztagebücher auf Seite 91, 95 und 99 und achten Sie darauf, was Ihnen spontan auffällt. Erst dann lesen Sie den Erklärungstext auf der nächsten Seite.

Herr R. war zu dem Zeitpunkt in stationärer Behandlung.

Er hat beim Ausfüllen des Tagebuches erkannt, dass der Schmerz morgens gering ist und zumeist im Laufe des Tages zunimmt.

Nachts kann er erfreulicherweise gut schlafen.

Manchmal hat er das Tagebuch vergessen und dann einfach einen Strich gemacht.

Er nimmt zwar starke Schmerzmittel (u. a. Tramadoltropfen), bemerkt aber, dass die Schmerzmittel erst nach 2 bis 3 Stunden eine Besserung bringen, d. h. dass außer dem Schmerzmittel (das nach einer halben Stunde wirken müsste) andere Faktoren wirksam sein müssen. Stress und Schmerz stehen bei ihm in einem engen Zusammenhang. Die genauere Analyse zusammen mit dem Therapeuten zeigt ihm, dass es vor allem Gruppensituationen sind, die ihn belasten. Er hat immer das Gefühl, dass in diesen Situationen besondere Leistungen von ihm erwartet werden.

Dieses Gefühl wird besonders in der Kunsttherapie für ihn zum Problem: Auf seinen Einwand: »Was soll ich da, ich kann doch nicht malen...«, antwortet der Stationsarzt wenig einfühlsam: »Da müssen Sie aber hin, das gehört zum Therapieprogramm.« Damit hatte er also nun doppelten Stress. Pflichtbewusst, wie er nun einmal war, ging er mit viel innerer Spannung dorthin und auch die freundliche Aufforderung des Kunsttherapeuten: »Sie müssen hier nichts leisten, malen Sie einfach irgendwas, was Ihnen gerade in den Sinn kommt...« half ihm wenig, er ist eben kein sehr spontaner Mensch. Auch in der Krankengymnastik will er sein Bestes geben und kommt dadurch in Leistungsdruck, obwohl die Krankengymnastin ihn immer wieder zum Loslassen auffordert.

Für ihn ist daher zur besseren Schmerzbewältigung vor allem der Umgang mit den eigenen Leistungserwartungen ein wichtiger Heilungsfaktor. Er versucht alle Situationen möglichst unter Kontrolle zu halten und baut dadurch in vielen Situationen unnötigen Stress auf. Er sollte lernen zu unterscheiden, wann Leistung notwendig und sinnvoll ist und wann »Lockerlassen« und »Kontrolle abgeben« möglich ist.

Abb. 2.8 Schmerztagebuch (Ausschnitt) von Frau Sabine T. vor Beginn einer Therapie. Sie hat Schmerzen im ganzen Körper und Steifheit am Morgen. Diese bessert sich subjektiv durch Bewegungen. Frau T. nimmt als starkes Mittel Tilidintropfen. Sie ist krankgeschrieben und wartet auf die Aufnahme zu einer stationären psychosomatischen Therapie. Dieser Behandlung steht sie sehr skeptisch gegenüber.

Auch hier können Sie erstmal selbst eine Auswertung vornehmen, bevor Sie umblättern.

- Wie ist die Schmerzstärke im Tagesverlauf?
- Was bedeuten die Pfeile?
- Was fällt Ihnen auf? Wann ist der Schmerz geringer?
- Wann ist der Schmerz besonders stark?
- Was war am Montag zwischen 14 und 18 Uhr?
- Warum ist der Schmerz möglicherweise immer gleich stark?
- Wie ist der Nachtschlaf? Welche Tätigkeiten tun Frau T. gut?
- Helfen ihr Schmerzmittel (M)? Wie lange dauert es, bis sie wirken?
- Haben Sie eine Idee, wie Frau T. trotz hohem Schmerz ihren Alltag bewältigen kann?
- Glauben Sie Frau T., wenn sie trotz ihrer Aktivitäten so starke Schmerzen angibt?

Schmerztagebuch

5.10. – 11.10. 2010

Tragen Sie bitte in die linke Spalte („S") die empfundene **Schmerzstärke** als Zahl zwischen 0 und 10 ein. Hierbei gilt:

0 |◄────────────────────────►| 10
gar nicht   unaushaltbar

Bei verschiedenen Schmerzformen verwenden Sie verschiedene Farben oder Kürzel wie z.B. 5* oder ③

In der mittleren Spalte („M") tragen Sie bitte die eingenommenen **Schmerzmittel** ein. Erstellen Sie hier eine Liste der Präparate mit Dosierungen und verwenden Sie im Tagebuch die entsprechenden Buchstaben.

A Tilidin 30 Tropfen
B _____
C _____

In die rechte Spalte („A") tragen Sie bitte die **Aktivitäten** Ihres Tagesablaufs ein. Benutzen Sie die angegebenen oder weitere Kürzel.

- Ar Arbeit und Beruf   A = Autofahrt
- En Entspannung   Be = Beerdigung
- Es Essen
- Fs Fernsehen   L = Lesen
- Fz Freizeit   B = Baden
- G   Gespräche
- H   Hausarbeit
- Kö Körperpflege
- Kg Krankengymnastik / Physiotherapie
- L   Lesen
- R   Ruhe
- Sf Schlafen
- Sg Spaziergänge

Name: Sabine T.   Woche von: 5

Uhrzeit	Montag S	M	A	Dienstag S	M	A	Mittwoch S	M	A	Donne S	M
0-1	8		Sf	7-8		Sf	8-9		Sf	9	
1-2	8										
2-3	8-9										
3-4											
4-5											
5-6	↓			↓			↓			↓	
6-7	8		Kö	7			8	A	Kö	↓	
7-8	8		Es			↓	8		Sg	8-9	A
8-9	8		A	↓		Es/Kö	8		Es	8-9	
9-10	8			7		Sp	8-9		R	8	
10-11	8-9	A		7		A	8		Fs	8	
11-12	↓		↓	7-8			8		R	8	
12-13	8		R	↓			8		Es	8-9	
13-14	8		Es	8	A	↓	8		B	8	
14-15	8		Be	8		Sg	8		Sg	8	
15-16	8			8		R	8	A	L		
16-17	8-9			8		Es	8		G	↓	
17-18	8-9		↓			L	8		Es	8	
18-19	8-9		Es	↓		Kö	8		Kö	8	
19-20	8		B/L	8		Fs			Fs	8	
20-21	8		Fs	8		Fs	↓		Fs	8	
21-22	7-8		Sf			Sf	8		Fs	8	

Sicherlich ist Ihnen aufgefallen, dass die Schmerzstärke immer gleich hoch ist.

Frau Sabine T. leidet unter einer sog. *somatoformen Schmerzstörung*. Das bedeutet übersetzt in einfache Worte: Es sieht so aus, als hätte sie eine körperliche Krankheit, z. B. eine rheumatische Erkrankung im ganzen Körper, tatsächlich aber spielen *seelische Faktoren bei der Entstehung und Aufrechterhaltung des Schmerzes* eine zentrale Rolle. Frau T. kann zunächst nicht wahrnehmen, dass ihre Lebensgeschichte immer wieder von extremen Belastungen geprägt war. Gewalt in der Kindheit, keine fürsorglichen Beziehungserfahrungen, immer Leistung und Anpassung. Sie musste früh erwachsen werden und ihre kranke Mutter während der Schulzeit versorgen. Sie entwickelte sich zu einem *extrem aktiven Menschen*, für den Ruhe und Erholung belastend waren. Sie arbeitet unglaublich viel, hat zwei Arbeitsstellen und ist oft 12 bis 14 Stunden am Tag beschäftigt. Ihr Mann hatte sich bald von ihr wieder getrennt, weil er dieses Ausmaß an Aktivität nicht mitmachen konnte. Kinder wollte sie nicht, da sie die eigene schlechte Kindheit vor Augen hatte.

Vor vier Jahren begannen die Schmerzen. Die Ärzte wollten ihr nicht glauben, dass der Schmerz wirklich so stark ist und sie dennoch so lange aktiv bleiben konnte.

Die subjektiv immer gleich hohe Schmerzstärke ist jedoch ein typisches Kennzeichen für diese Störung. Als Frau T. das Protokoll mit ihrem Schmerztherapeuten bespricht, ist sie noch völlig davon überzeugt, dass ihre Schmerzen eine körperliche Ursache haben müssen. Einen *Zusammenhang zwischen dem Schmerz und den belastenden Lebensereignissen*, ihrer hohen Stressbelastung und ihrer Einsamkeit ohne Partner kann sie nicht akzeptieren, auch wenn der Therapeut versuchte, ihr dies zu erklären.

Abb. 2.9 Schmerztagebuch (Ausschnitt) Frau T. nach Therapie
Dies ist das Schmerztagebuch von Frau T. vier Monate später.
Was fällt Ihnen auf?

- Wie hat sich die Schmerzstärke verändert?
- Zu welchen Tageszeiten ist es besser und wann schlechter?
- Wie ist es jetzt mit den Medikamenten?
- Wie haben sich die Aktivitäten verändert?
- Was ist neu hinzugekommen?
- Was hat möglicherweise eine Veränderung bewirkt?
- Sehen Sie Ansätze für eine weitere Verbesserung?
- Was würden Sie Frau T. raten?

Schmerztagebuch

30.1. – 3.2. 2011

Tragen Sie bitte in die linke Spalte („S") die empfundene **Schmerzstärke** als Zahl zwischen 0 und 10 ein. Hierbei gilt:

0 |◄————————————————►| 10
gar nicht   unaushaltbar

Bei verschiedenen Schmerzformen verwenden Sie verschiedene Farben oder Kürzel wie z.B. 5* oder ③

In der mittleren Spalte („M") tragen Sie bitte die eingenommenen **Schmerzmittel** ein. Erstellen Sie hier eine Liste der Präparate mit Dosierungen und verwenden Sie im Tagebuch die entsprechenden Buchstaben.

A _⌀_
B _____
C _____

In die rechte Spalte („A") tragen Sie bitte die **Aktivitäten** Ihres Tagesablaufs ein. Benutzen Sie die angegebenen oder weitere Kürzel.

Ar Arbeit und Beruf   L = Lesen
En Entspannung
Es Essen   B = Baden
Fs Fernsehen   U = Übungen zur
Fz Freizeit   Schmerzbewältigung
G Gespräche
H Hausarbeit   T = Tee kochen
Kö Körperpflege
Kg Krankengymnastik / Physiotherapie
L Lesen   Pc = Pc-Arbeit
R Ruhe
Sf Schlafen   A = Auto fahrt
Sg Spaziergänge
Sp Sport

Name: **Sabine T.**   Woche von: **3**

Uhrzeit	Montag S	M	A	Dienstag S	M	A	Mittwoch S	M	A	Donner S	M
0-1						Sf			Sf			Sf
1-2						6			T			
2-3	6								Sf	6		T	6
3-4	4											
4-5												
5-6	1					U			U			4
6-7	2					Kö	3		Kö	6		Kö	2
7-8	2					Es/A	3		A	6		A	3
8-9	3					Ar	4		Ar	8		Ar	6
9-10	8					Ar	2		Ar	8		Ar	7
10-11	6					Ar	2		Ar	8		Ar	5
11-12	6					Ar	8		Ar	4		R	7
12-13	4					Es	6		Es	4		Es	4
13-14	5					R	7		R	3		R	4
14-15	2					Ar	5		Ar	4		Ar	3
15-16	8					Ar	5		Ar	4		Ar	2
16-17	8					Ar	4		A	5		Ar	4
17-18	6					A	5		T	7		A	1
18-19	6					Es	3		Es	3		Es	3
19-20	2					L	3		Pc	2		Pc	3
20-21	5					T	3		Pc	3		T	4
21-22	—					Fs	3		Fs	4		Fs	3
22-23	—									3		Kö	5

Frau Sabine T. – was hat gewirkt, was hat sich verändert?

Frau T. hat eine stationäre psychosomatische Behandlung gemacht. Dort hat sie intensiv an sich gearbeitet. Sie hätte das selbst nicht erwartet.

Sie nimmt keine Medikamente mehr, konnte das Tilidin absetzen, das ohnehin nicht gewirkt hat. Der Schmerz wechselt jetzt deutlich in der Stärke und ist abhängig von Belastungen. Sie schläft besser und hat wieder begonnen zu arbeiten. Sie macht gerade eine stufenweise Wiedereingliederung, arbeitet jetzt 6 Stunden pro Tag. Da sie eine tüchtige und zuverlässige Mitarbeiterin ist, wurden mit ihr längere Mittagspausen vereinbart, ähnlich wie ein geteilter Dienst. Im Gegensatz zu ihrer früheren Einstellung kann sie solche Pausen jetzt nutzen und genießen.

In den Gruppentherapien hat sie festgestellt, dass sie Kontakte zu anderen Menschen auch positiv erleben konnte. Durch die Gespräche konnte sie von den Lebenserfahrungen anderer Patienten profitieren und bekam auch etwas Vertrauen, sich die eigene Lebensgeschichte genauer anzuschauen. Sie weinte viel in ihrem Zimmer, als ihr bewusst wurde, wie viel Lebenszeit sie nur für andere da gewesen ist und die Zeiten für sich nicht mit Genuss und Erholung, sondern immer nur mit Aktivität und Stress füllte. Sie lernte in der Genussgruppe ein Ritual, Tee zuzubereiten, das ihr erstaunlich viel Spaß machte. Zunächst hatte sie überlegt, dass sie die Übungen, die sie in der Schmerzgruppe gelernt hatte, auch ins Tagebuch eintragen könnte. Sie hat dann aber darauf verzichtet, da sie sie inzwischen ohnehin regelmäßig durchführt. Sie hat verstanden, dass eine dosierte Aktivität ein guter Mittelweg zwischen Stress und zu viel Ruhe ist. Inzwischen hat sie einen Platz für eine ambulante Psychotherapie bekommen, zu der sie sich schon während der Zeit in der Klinik angemeldet hatte.

Aus therapeutischer Sicht zeigt das Schmerztagebuch recht eindrücklich die Veränderungen. Der Schmerz wechselt in der Intensität, er kommt in Bewegung und verliert dadurch seinen hohen, zermürbenden Charakter. Neue Aktivitäten nehmen mehr Raum ein. Frau T. hat entgegen ihren eigenen Erwartungen von der Psychotherapie profitiert. Sie hat viele Erfahrungen mit der Verbindung zwischen Schmerzen und den damit verbundenen Gefühlen gemacht und konnte diese schmerzhaften Gefühle zulassen. Die Auseinandersetzung mit ihrer Lebensgeschichte und das Wahrnehmen ihrer Gefühlswelt haben das Schmerzgedächtnis verändert. In ihrem Inneren werden durch die neuen Erfahrungen quasi neue Programme geschrieben. Das sind zumeist keine großen Dinge, so kann z. B. einfach die Erfahrung der positiven Wirksamkeit eines Teerituals schon erste Veränderungen bewirken. Frau T. ist kein anderer Mensch geworden, sie geht aber neue Wege.

Anton R. und Sabine T. sind zwei Beispiele dafür, wie unmittelbar psychosoziale Zusammenhänge aus einem Schmerztagebuch gelesen werden können. Wir nutzen das gemeinsame Gespräch über das Schmerztagebuch auch gezielt zur Verbesserung der Beziehungsgestaltung. Patienten fühlen sich verstanden und gehen gemeinsam mit dem Therapeuten auf die Suche nach Zusammenhängen. Diese gemeinsame Arbeit erleichtert die Beziehungsgestaltung und ermöglicht neue Wege.

Doch nicht immer ist das Führen eines Schmerztagebuches sinnvoll.

Herr Gabriel E. leidet unter *Kopfschmerzen*. Er hat jedoch nicht täglich Kopfschmerzen, sondern nur an 11 bis 12 Tagen im Monat. Zweimal im Monat einen klassischen Migräneanfall, den er mit Triptanen (spezielle Medikamente für den Migräneanfall) gut im Griff hat. An den anderen Tagen hat er Spannungskopfschmerzen. Für ihn bringt das Führen eines Schmerztagebuches nichts, da es bei ihm mehr um den Verlauf des Kopfschmerzes im ganzen Monat geht. Er führt regelmäßig einen *Kopfschmerzkalender* (z. B. www.dmkg.de). Dabei konnte er feststellen, dass sich seine Kopfschmerztage im Monat verringert hatten. Früher hatte er jede Woche einen Migräneanfall. Seit er mehr Sport und regelmäßig Entspannungsübungen macht, geht es ihm wesentlich besser. Seinen beruflichen Stress hat er mehr im Griff und dadurch genießt er auch seine Freizeit mehr.

Er würde von einem Schmerztagebuch nicht viel profitieren, da er nur an einem Drittel der Tage im Monat Kopfschmerzen hat. Für ihn ist der Kopfschmerzkalender wesentlich sinnvoller. Er ersieht aus dem Kalender den zeitlichen Zusammenhang zwischen Stressbelastungen und folgendem Kopfschmerz. In der Stressbewältigung lernt er Stress wirksam zu vermindern und damit das Auftreten von Kopfschmerzen zu vermeiden.

Welchen Schmerz habe ich eigentlich – das bio-psycho-soziale Schmerzmodell

Sowohl Ärzte als auch Patienten erleben die Dimension Körperschmerz – Seelenschmerz oft nicht als eine sinnvolle wechselseitige Ergänzung, sondern als ein Spannungsfeld. Obwohl wir alle wissen, dass Körper und Seele eine untrennbare Einheit darstellen, wird, statt dieses Sowohl-als-auch zu akzeptieren und zu nutzen, immer wieder um ein Entweder-oder regelrecht gekämpft. Ganz oft geht es darum, dass nur der Körperschmerz als der richtige Schmerz angesehen wird. Der Seelenschmerz wird als nicht wirklicher oder sogar eingebildeter Schmerz abgetan.

Ein *bio-psycho-soziales Schmerzmodell* ist in dem Alltag der hochspezialisierten Medizin schwer zu verwirklichen. Die bio-psycho-soziale Anamnese kostet Zeit und stellt hohe Anforderungen an die Beziehungsgestaltung. Sie verlangt viel Geduld und vor allem Gelassenheit. Der Arzt und Therapeut muss den Druck, der vom Patienten ausgeht, aushalten. Der Patient möchte in der Regel schnelle Schmerzlinderung und sogar Schmerzfreiheit. Da dies nur bei akuten Schmerzen gut gelingt, stellt der chronische Schmerz für jeden Arzt eine erhebliche Herausforderung dar.

> Das Denken in bio-psycho-sozialen Zusammenhängen erweitert unsere diagnostischen und therapeutischen Möglichkeiten und schafft dem Arzt einen neuen Handlungsspielraum. Um dies zu erläutern, übertragen wir das bio-psycho-soziale Krankheits- und Gesundheitsmodell aus dem ersten Kapitel im Folgenden auf den chronischen Schmerz.

Je nach Art und Umfang körperlicher, psychischer und sozialer Ursachenfaktoren kann jede Erkrankung diagnostisch in einem dreidimensionalen Modell eingeordnet werden und daraus können dann gezielt Therapieschwerpunkte abgeleitet werden.

Eine Übersicht über die möglichen *Diagnoseschwerpunkte in einem dreidimensionalen bio-psycho-sozialen Modell* ist in Abbildung 2.10 dargestellt, wobei insbesondere die somatische und die psychische Dimension ausgearbeitet sind. Links ist der biologische/körperliche Schwerpunkt. Je weiter die Kreise mit den Diagnosen nach rechts gehen, desto mehr spielen psychische Faktoren eine Rolle.

Die *sozialen Faktoren* wie z. B. Arbeitssituation, familiäre Situation, Freizeit, Wohnsituation, soziale Kontakte und Freunde sind quasi immer im Hintergrund dabei.

Biopsychosoziales Schmerzmodell

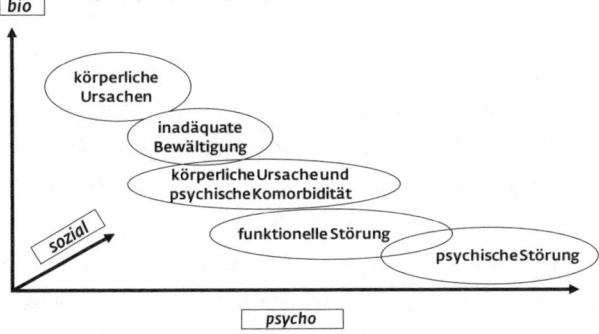

Abb. 2.10 Diagnostische Gruppen im Bio-Psycho-Sozialen Modell

Nach diesem Modell kann eine chronische Schmerzerkrankung *überwiegend körperliche Ursachen* und Folgen haben, die Fachleute sprechen dann von einem nozizeptiven oder neuropathischen Schmerz.

Es kann aber auch bei entsprechend ungünstigen sozialen Bedingungen oder hoher Stressbelastung der Persönlichkeit zu *ungünstigen und inadäquaten Bewältigungsstrategien* kommen (z. B. dauernde ängstliche Beobachtung des Schmerzes, Schonhaltungen, Vermeiden von Belastungen, sozialer Rückzug, ständige Krankschreibungen, tägliche Einnahme von Schmerzmitteln ohne schmerzlindernden Effekt). Im medizinischen Alltag wird das gerne als »psychisch überlagert« bezeichnet, wenn eine körperliche Krankheit vorliegt, für deren Bewältigung der Mensch nicht ausreichende Möglichkeiten und Energiereserven hat.

Besteht neben dem Schmerz gleichzeitig eine psychische Erkrankung, spricht man von *Komorbidität*. Alleine nach der statistischen Wahrscheinlichkeit leidet in Deutschland jede vierte bis fünfte Person unter einer eigentlich behandlungsbedürftigen psychischen Störung. Dies sind am häufigsten Angst (16 %), Depression (10 %), Suchterkrankung (10 %), Zwangsstörungen (4 %). Die meisten psychischen Störungen stabilisieren und bessern sich im Verlaufe der Monate und Jahre auch ohne spezifische Behandlung. Bei gleichzeitiger körperlicher Erkrankung jedoch ist häufig die individuelle Belastungsgrenze überschritten. Psychische Komorbiditäten führen dann oft in eine chronische Krankheitsentwicklung und sind daher bei Schmerz unbedingt zu erfassen und zu behandeln.

Die vierte Gruppe in Abbildung 2.10 sind die Patienten, bei denen der *Schmerz als funktionelle Störung* auftritt. Zu dieser sehr großen Gruppe zählen vor allem die vielen Rückenschmerz- und Kopfschmerzpatienten. Es bestehen körperliche Funktionsstörungen, die jedoch wesentlich durch Belastung und Stress ausgelöst werden. Der Schmerz kommt und geht wieder, je nach Belastung, die Psyche spielt dabei eine zentrale Rolle. Vor allem Patienten mit Angststörungen oder zwanghaften Persönlichkeitsstrukturen haben ein hohes Risiko für die Entwicklung chronischer Schmerzen.

Bei der letzten Gruppe ganz rechts handelt es sich um *Schmerzen als Leitsymptom einer psychischen Störung*. Darunter fallen verschiedene Krankheitsbilder – eine Form davon, die somatoforme Schmerzstörung, haben Sie schon beim Schmerztagebuch von Sabine T. kennen gelernt. Ganz oft liegen erhebliche psychische Probleme, hohe Stressbelastung, traumatische Erlebnisse in der Lebensgeschichte oder schwerwiegende soziale Belastungen vor.

Diese Übersicht mag zunächst etwas kompliziert und sperrig erscheinen. Die Einteilung in diese fünf Gruppen hat jedoch den Vorteil, dass direkt die geeigneten Therapiemaßnahmen zugeordnet werden können. In Tabelle 2.2 finden Sie eine solche Zuordnung für verschiedene Formen des chronischen Rückenschmerzes.

Da es selten möglich ist, im ersten Kontakt und Gespräch die körperliche, psychische und soziale Situation des Patienten ausreichend genau zu erfassen, wird der Arzt nach dem Erstgespräch zunächst nur Hypothesen formulieren. Für die genaue bio-psycho-soziale Einordnung muss man sich bei chronischem Schmerz etwas Zeit lassen. Der Patient kommt in die Praxis und hat seit Monaten oder sogar Jahren Schmerzen. Es ist i. d. R. nicht notwendig, sofort etwas zu tun. Wichtiger ist es, die Problematik etwas auf sich wirken zu lassen – also erst nachdenken, dann handeln. Sinnvoll kann hier auch die Vorstellung in einer *Schmerzkonferenz* sein, um die Überlegungen zum Handeln auf mehrere Schultern zu verteilen und möglicherweise neue Impulse durch andere Berufsgruppen zu erhalten.

Tab. 2.2 Rückenschmerzen – Ursachen, Formen und Therapie

Bio-Psycho-Soziale Diagnose	Mögliche Behandlungen
Rückenschmerz bei Morbus Bechterew (körperliche Erkrankung)	Körperliche Schmerzbehandlung (z. B. Schmerzmittel, invasive Verfahren, Spritzen, Physiotherapie, Ergotherapie, Antikonvulsiva, Antidepressiva)
Morbus Bechterew und Verlust des Arbeitsplatzes, vermehrte Schmerzmitteleinnahme, regelmäßiger Alkoholkonsum, um die Situation besser zu ertragen	Körperliche Schmerzbehandlung und Verbesserung der Schmerzbewältigung Kognitive Verhaltenstherapie, Stressbewältigung
Rückenschmerz nach Unfall mit Wirbelkörperfrakturen, gleichzeitig langjährige generalisierte Angststörung	Körperliche Behandlung (Medikamente, Schmerztherapie) + Psychotherapie der Angststörung
Rückenschmerz bei ausgeprägt zwanghafter Persönlichkeit mit hohem Leistungsanspruch, wenig Kompetenzen im Umgang mit Stress	Sport- und Bewegungstherapie, Entspannungsverfahren, Stressbewältigung, Schmerzbewältigungsverfahren, TENS, medikamentöse Prophylaxe, Akupunktur etc.
Rückenschmerz als somatoforme Schmerzstörung	Psychotherapeutische Behandlung, insbesondere psychodynamische Therapie, Entspannungsverfahren, ergänzt durch Körpertherapie und gegebenenfalls somatische Behandlung

> *Zusammenfassend kann man sagen:* Die Grundlage der bio-psychosozialen Diagnose ist also die Erhebung der Krankengeschichte, die körperliche Untersuchung, medizinische Diagnostik (Labor, Röntgen, Computertomographie, Kernspin) und schließlich die Erfassung der psychosozialen Erlebniswelt des Betroffenen. Darüber hinaus ist es wichtig, in welcher sozialen Situation die Person sich befindet (Arbeitssituation, unterstützende Beziehungen, Wohnsituation, finanzielle Situation, Freizeit, Hobbys, Stressbelastung, Ausgleichsmöglichkeiten), weil diese Faktoren die Krankheitsentwicklung maßgeblich beeinflussen können.

Wir haben schon ausführlich dargestellt, dass chronische Schmerzen nicht nur körperlich behandelt werden müssen. Auch anhaltende Belastungen und Stress, Rückzug von anderen Menschen und Einsamkeit sollten unbedingt Thema bei der Behandlung sein. Zentrale Frage ist dabei: Wie komme ich mit meiner Erkrankung zurecht und wie werden mein Leben, meine Aktivitäten und meine Kontakte zu anderen Menschen beeinflusst?

Warum leiden Frauen 3 × häufiger unter Schmerz als Männer?

Es ist schon länger bekannt, dass das Geschlecht eine Rolle bei der Empfindung von Schmerzen und dem Auftreten von Schmerzerkrankungen spielt. Auch der Verlauf von chronischen Schmerzen, wahrscheinlich auch der Therapieerfolg, ist bei Frauen und Männern unterschiedlich. Studien zur Häufigkeit von Schmerzen zeigen, dass Frauen generell mehr unter Schmerzen leiden als Männer. Dies trifft insbesondere auf Kopfschmerzen, Migräne, Gelenkschmerzen und andere Schmerzen des Bewegungsapparates zu. Frauen berichten über intensivere und länger andauernde Schmerzen. Wenn sie an einer schmerzhaften Erkrankung leiden, sind mehr Körperbereiche betroffen als bei Männern.

Bei Experimenten äußern Männer, bezogen auf den gleichen Schmerzreiz, weniger Schmerzen als Frauen. »Objektiv« messbar ist das aber nicht, denn die Schmerzstärke ist eine rein subjektive Angabe.

Die Ursachen der unterschiedlichen Schmerzempfindung von Männern und Frauen sind nur zum Teil bekannt. Es gibt auch hier eine biologische und eine psychosoziale Dimension:

- Schmerz wird bei Männern im Bewusstsein auf einer rationalen Ebene verarbeitet und kann dadurch besser toleriert werden. Dieses Verhalten hatte in der Evolution enorme Vorteile, was Jagd, Ausdauer, Verletzung und Überleben anging.

- Zum anderen spielt der *hormonelle Aspekt* eine wichtige Rolle: Das männliche Hormon Testosteron senkt das Schmerzempfinden.
- Bestimmte Überträgerstoffe und die Übertragungsstellen von Schmerzen sind bei Männern so gut verteilt, dass Schmerz insgesamt erträglicher wird.
- Schmerzäußerungen werden in vielen Kulturen als Zeichen von Schwäche angesehen. In der Erziehung werden Männer immer wieder angehalten, ihre Schmerzen zu unterdrücken. Frauen werden in der Rollenerwartung öfter ermutigt, Gefühle zu äußern und auch Rollenerwartungen mitzuteilen.
- Das männliche und weibliche Rollenverhalten wird stark durch Vorbilder in den Medien geprägt. Hier geht es oft um die Darstellung männlicher Stärke.
- Frauen verknüpfen Schmerzen stärker mit dem Bereich der Emotionen. Damit warnt der Schmerz auch eher vor Angst und Stress und umgekehrt. Für den persönlichen Schutz der Frau und das Überleben der Nachkommen ist auch dieses Verhalten sehr wichtig gewesen.

Auch im Bereich der *genetischen und epigenetischen Forschung* gibt es Hinweise auf unterschiedliche Schmerzverarbeitung.

Klinisch wichtig ist, dass Männer und Frauen auf Medikamente unterschiedlich reagieren. Leider sind die meisten Studien zu Wirkungen und Nebenwirkungen von Medikamenten, egal gegen welche

Krankheit, an gesunden, jungen Männern durchgeführt worden. Die Übertragung der Ergebnisse aus diesen Untersuchungen auf alle Menschen funktioniert meist nicht. Kinder, alte Patienten, Schwangere, Menschen mit Nieren- oder Leberversagen, aber auch Frauen haben z. T. andere Wirkungen und Nebenwirkungen von Medikamenten. Dies hat aber nur selten zu klinischen Konsequenzen geführt: Studien, die auch Kinder oder ältere Patienten oder unterschiedliche Geschlechter berücksichtigen, werden selten gefördert. Wenn die Medikamente zugelassen sind, spielt nur noch Vermarktung und Verkauf eine Rolle.

Darüber hinaus gibt es wie bei vielen anderen Krankheiten auch ein *unterschiedliches Hilfesuchverhalten*. Frauen nehmen häufiger Prävention und Behandlung in Anspruch als Männer. Dies hat auch mit Rollenerwartungen und gesellschaftlichen Konventionen zu tun. Während Männer danach oft versuchen Probleme alleine zu lösen, gelingt es Frauen leichter Hilfe in Anspruch zu nehmen.

Ärzte und Therapeuten sollten um diese wichtigen Unterschiede für eine gute Therapieplanung wissen. Dabei ist es erfahrungsgemäß hilfreich, sich weniger an der Schmerzstärke als vielmehr an den schmerzbedingten Einschränkungen zu orientieren. Übermäßigem Schonverhalten sollte mit Aktivität begegnet werden. Steht ständige Überforderung im Vordergrund, so sollte eine gute Pausenplanung erfolgen. Insgesamt ist es wichtiger, eine individuelle Schmerzanalyse durchzuführen als sich zu sehr von Rollenerwartungen lenken zu lassen.

Was kann ich vom Arzt/Therapeuten erwarten – was muss ich selbst tun?

Vom Arzt und Therapeuten ist im Umgang mit Menschen, die chronische Schmerzen haben, ein *achtsames Vorgehen* gefragt. Im ersten Kontakt wird der Arzt zunächst darauf bedacht sein, eine gute Beziehung zum Patienten aufzubauen. Denn er weiß: Schmerzbehandlung gelingt nur auf der Basis einer *vertrauensvollen Arzt-Patient-Beziehung*. Er wird also, auch wenn er psychosoziale Faktoren sofort erkennt, nicht mit der Tür ins Haus fallen, sondern den Schmerz erst einmal auf der körperlichen Ebene annehmen. Er wird eine diagnostische Einordnung versuchen. Möglicherweise können in dieser Situation des Beziehungsaufbaus schon Grundzüge für ein erstes Krankheitsmodell (»Was habe ich eigentlich?«) entwickelt werden. Der Arzt wird dabei die Sichtweise des Patienten mit einbeziehen und respektieren, auch wenn dieser unzufrieden ist, viel Druck macht und vielleicht sehr abweichende Krankheitsvorstellungen hat. Im Internet findet man neben guten Informationen zu chronischen Schmerzen auch Darstellungen und Heilsversprechen, die falsche Erwartungen wecken. Im Verlaufe mehrerer Gespräche kann der Arzt/der Therapeut dann das Schmerzverständnis mit dem Patienten um psychosoziale Faktoren erweitern und schrittweise neue Informationen einfließen lassen. Er wird immer wieder psychosoziale Belastungsfaktoren ansprechen und Informationen über Schmerz und Stress geben. Er wird keine unrealistischen Versprechungen machen, sondern vereinbart mit dem Patienten realistische Therapieziele, versucht die Therapien zu koordinieren und wird die Bereitschaft zur längerfristigen Zusammenarbeit anbieten.

Es geht nicht nur darum, dass dem Betroffenen die therapeutischen Möglichkeiten dargestellt werden, sondern es muss auch die *Aufgabenverteilung zwischen Arzt und Patient* geklärt werden.

Der Arzt macht beispielsweise die Diagnostik und wägt die verschiedenen Therapiemöglichkeiten ab. Er verschreibt Medikamente, stellt bei Bedarf Krankmeldungen aus und vermittelt weitere Hilfen.

Der Patient muss die ärztlichen Anweisungen aufnehmen und in seinem Lebensalltag umsetzen. Möglicherweise muss er Gewohnheiten ändern, sich einschränken, erlebt, wie andere auf seine Erkrankung reagieren, und ist mit der Bewältigung seiner Erkrankung umfänglich gefordert. Den meisten Menschen fällt die Änderung ihres Lebensstiles recht schwer und es ist wichtig, sie dabei gut zu begleiten und immer wieder zu unterstützen.

In diesem Kapitel haben wir uns besonders mit den Aufgaben des Arztes und Therapeuten beschäftigt. Die Aufgaben des chronischen Schmerzpatienten sind das Thema in den Kapiteln 4 und 5 dieses Buches. Dort werden verschiedene Überlegungen für die konkrete Umsetzung in den Alltag erörtert, nach dem Motto:

> Der Patient soll zum Experten für die Bewältigung und Veränderung seines chronischen Schmerzes werden.

3 Stress, Burn-out, Stimmungsschwankungen und Schlafstörungen

Stress und Stressbewältigung, wirksamer Stressabbau
Stress ist heute ein geflügeltes Wort für alle möglichen Befindlichkeiten und Lebenssituationen. Ob jemand Stress empfindet, hängt von ganz unterschiedlichen Bedingungen ab.

Es gibt *objektive Stressfaktoren*, wie z. B. Kälte, Hunger, Lärm, Zeitdruck, Erschöpfung, Bedrohung. Es gibt aber auch *subjektive Stressfaktoren*, die von der persönlichen Bewertung abhängen. Schon der griechische Philosoph Epiktet formulierte ca. 100 n. Chr.:

Es sind nicht die Dinge selbst, die uns beunruhigen,
sondern unsere Vorstellungen und Meinungen von den Dingen.

Die Mehrzahl von Stresssituationen, denen wir heute ausgesetzt sind, bezieht sich nicht auf einfache Stressoren, sondern auf psychosoziale Faktoren (Konflikte, Medienkonsum, Befürchtungen, Kränkungen, Ärger, Überforderung u. Ä.). Oft sind andere Menschen mit einbezogen und ungeklärte Beziehungssituationen können besonders starken Stress auslösen.

Stellen Sie sich folgende Situation vor: Ein Jugendlicher mit Kopfhörer sitzt in der U-Bahn und hört laute Rockmusik. Ein älterer Herr neben ihm hört nur den gedämpften Rhythmus dieser Musik. Während der Jugendliche im Rhythmus der Rockmusik locker mitwippt, ist der alte Herr nach einiger Zeit völlig genervt durch den hämmernden Rhythmus der Musik. Was für den einen eine angenehme Stimulation ist, kann für einen anderen erheblichen Stress bedeuten.

Die Wahrnehmung eines Reizes als Stressor geht also einher mit einer Bewertung. Dabei geht es um die Frage, ob Bewältigungsstrategien zur Verfügung stehen, damit die Belastung nicht zum Gesundheitsrisiko wird. Der amerikanische Forscher und Verhaltenstherapeut Richard Lazarus entwickelte dazu 1974 das sogenannte *transaktionale Stressmodell*. Der grundlegende Gedanke dieser Stresstheorie beinhaltet, dass ein Mensch eine Stressreaktion nicht einfach passiv erleidet, sondern als Persönlichkeit auf den Stressor reagiert. Dabei werden zwei Schritte unterschieden (s. Abb. 3.1). Auf einen Reiz reagieren wir immer mit einer ersten Bewertung, die zunächst darüber entscheidet, ob wir ihn überhaupt als Stressor wahrnehmen. Diese erste Einschätzung, ob der Stressor eine akute Bedrohung oder besondere Herausforderung darstellt, leitet automatisch zur zweiten Bewertung über, ob ich Strategien habe, um die Situation zu beeinflussen, und/oder Hilfe holen kann. Stehen mir solche Stressbewältigungsstrategien zur Verfügung, wird sich der Stress kaum auswirken können. Ist das jedoch nicht der Fall, sind wir mit der Bewältigung überfordert (ein solches Gefühl haben wir Menschen recht schnell) und es entsteht Stress.

Bei der Entwicklung dieses Modells zeigte man Versuchspersonen sehr realistische Filme mit detaillierten Szenen und Nahaufnahmen von Unfällen und gab ihnen vorher keine oder folgende unterschiedliche Informationen darüber:

- »Sie sehen gleich einen Film, bei dem zufällig schlimme Unfälle gefilmt wurden.«
- »Alle Unfälle, die Sie sehen werden, sind nachgestellt. Es kommt niemand zu Schaden.«
- »Der folgende wissenschaftliche Film dient dem besseren Verständnis von Vorschriften zur Unfallverhütung.«
- »Der Film wurde gedreht, um Ihre Stressreaktion zu testen.«

Testen Sie einmal selbst, welche Vorinformation bei Ihnen mehr und welche weniger Stress auslösen würde.

Auch bei der Untersuchung konnte man feststellen, dass die Stressreaktion sehr davon abhing, welche Erwartungen durch die jeweilige Vorinformation geweckt worden waren.

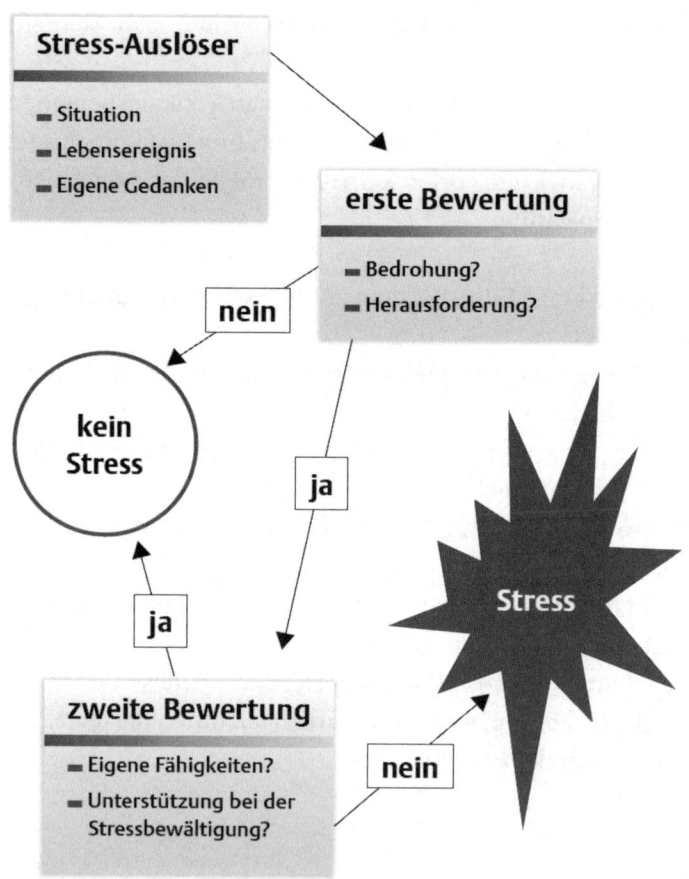

Abb. 3.1 Transaktionales Stressmodell

> Stress ist daher nach Lazarus die Antizipation (d. h. gedanklich in der Vorstellung vorweggenommen) einer Gefährdung oder Bedrohung der eigenen Person angesichts einer persönlichen Bewertung wahrgenommener Situationen.

Wenn Sie sich jetzt noch einmal die Situation in der U-Bahn vor Augen führen: Was mag bei dem älteren Herrn den Stress ausgelöst haben? Welche Bewertungen hat er vorgenommen? Warum hat er keine gute Bewältigungsstrategie? Er könnte sich auf einen anderen Platz setzen.

Stressreaktionen können sehr unterschiedlich sein. Während man früher meist auf körperliche Reaktionen geschaut hat, werden heute durch das transaktionale Stressmodell Gedanken, Gefühle und Handlungen mehr in den Mittelpunkt einer Stressreaktion gerückt.

Wir haben uns bisher vor allem mit den praktischen Auswirkungen von Stress beschäftigt. Was passiert dabei im Gehirn und im Nervensystem? Dies ist das Arbeitsgebiet der »Neurobiologie«, die in den letzten Jahren zu sehr aufschlussreichen Erkenntnissen über die Entstehung und Beeinflussung von Stress geführt hat.

Zunächst unterscheiden wir zwei Stressachsen:

Der akute Stress wird über den aktivierenden Teil des vegetativen Nervensystems (Sympathikus) vermittelt. Dabei spielt in der Über-

Tab. 3.1 Was passiert bei einer Stressreaktion?

Was merke ich im Körper?	Welche Gefühle entstehen?	Was denke ich?	Wie reagiere ich?
▪ Blutdruck steigt ▪ Herz schlägt schneller ▪ Muskelverspannung ▪ Zittern ▪ Bauchkrämpfe ▪ Hektische Atmung ▪ Bleierne Schwere in Armen und Beinen	▪ Überforderung ▪ Angst ▪ Befürchtungen ▪ Hilflosigkeit entsteht ▪ Panik kommt auf ▪ Entsetzen macht sich breit ▪ Ekel ▪ Ich bin wie gelähmt	▪ Das schaffe ich nie! ▪ Alle anderen sind besser! ▪ Alle sehen, dass ich wieder nassgeschwitzt bin ▪ Wie soll das gehen? ▪ Ich werde meinen Job verlieren! ▪ Nicht schon wieder Durchfall ▪ Immer durchhalten! ▪ Ich kann nicht mehr klar denken	▪ Hektische Aktivität ▪ Nebenher essen ▪ Mehr rauchen ▪ Keine Pause machen ▪ Alkohol macht mich ganz leicht und ich kann besser schlafen ▪ Nichts mehr essen ▪ Ich nehme noch 2 Schmerztabletten ▪ Ich vermeide alle Kontakte

mittlung zwischen den Nervenzellen Adrenalin eine wichtige Rolle. Bei chronischem Stress wird über mehrere Stufen das körpereigene Hormon Cortisol aktiv. Dieses Hormon schützt uns vor zu starker Wirkung von Adrenalin, macht den Körper über einen längeren Zeitraum reaktionsbereit und verbessert die Leistung unseres Immunsystems. Kurzfristig ist dies für den Körper eine schützende Reaktion.

Bei länger anhaltendem Stress und hohem Spiegel des Cortisol erschöpft sich das Immunsystem. In der Folge können unterschiedliche Erkrankungen auftreten: Diabetes mellitus, Bluthochdruck, Depressionen, anhaltende und wiederkehrende Infektionen.

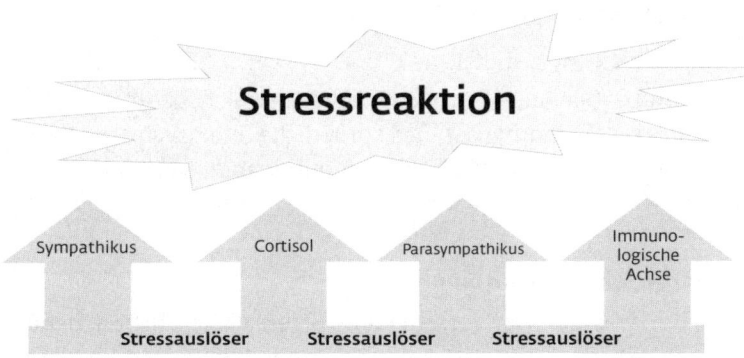

Abb. 3.2 Stressachsen

Nach unseren heutigen Vorstellungen kommen zu diesen beiden Stressachsen zwei weitere Auslöser für Stress hinzu. Wir kennen im vegetativen Nervensystem neben dem Sympathikus auch den Parasympathikus, der üblicherweise für Entspannung und Regeneration zuständig ist. Wird der Parasympathikus zu stark aktiviert, wie z. B. beim Burn-out oder bei der Depression, entsteht auch eine Form einer Stressreaktion.

Als vierte Möglichkeit der Wirkung von Stress im Organismus gibt es eine eigene immunologische Achse, die vor allem für die längerfristigen Folgen von Stress und die Entstehung von verschiedenen Krankheiten eine ganz wichtige Rolle spielt (weitergehende Informationen finden sich unter dem Stichwort »Psychoneuroimmunologie« bei Schubert 2015).

> Diese theoretischen Ausführungen machen deutlich, dass Stress ein sehr komplexes Phänomen ist, das körperliche und psychische Faktoren sowie Einflüsse durch die Umwelt miteinander verbindet.

Strategien der Stressbewältigung

Die Tatsache, dass wir vier verschiedene Stressachsen haben, bedeutet, dass es bei der Stressbewältigung weniger darauf ankommt, einfach nur Belastungen zu vermindern und Stress mit allen Mitteln zu vermeiden. Es ist wesentlich wichtiger, die verschiedenen Stresssysteme in ein gutes Gleichgewicht zu bringen, damit wir uns einerseits immer wieder regenerieren können, andererseits auch reaktionsbereit bleiben. Gute Stressbewältigung hängt daher von der Art des Stressors, von Dauer und Stärke der Belastung, der Kontrollierbarkeit der Situation und den zur Verfügung stehenden Bewältigungsstrategien ab. Eine Person wird eine Stresssituation dann gut bewältigen, wenn sie in der Bewertung zu dem Ergebnis kommt, dass ihre Fähigkeiten dazu ausreichen. Die meisten Menschen haben Erfahrung mit Stress und auch mehr oder weniger wirksame persönliche Strategien entwickelt. Wichtig ist dabei eine Unterscheidung zwischen akutem und chronischem Stress.

Akuter Stress wäre beispielsweise eine plötzliche und gefährliche Situation im Straßenverkehr, chronischer Stress z. B. ein andauernder Konflikt mit einem Arbeitskollegen.

Die beiden Stressformen verlangen unterschiedliche Vorgehensweisen und Strategien. Im akuten Stress haben wir eine körperliche Alarmreaktion (z. B. Blutdruck und Herzfrequenz steigen), die uns zu schnellem Handeln befähigt. Wenn die Alarmreaktion länger anhält und immer wieder auftritt, entsteht der eigentliche Stress. Aufgrund der Stärke einer Alarmreaktion sind auch entsprechend starke Bewältigungsstrategien gefragt.

Bei chronischem Stress ist ein anderes Vorgehen notwendig. Hier sprechen wir von geplanter Stressabwehr und Stressimmunisierung. Die Überlegungen sind eher langfristig in die Zukunft gerichtet. Vorsorge, persönliche Fähigkeiten und gut geplante Rituale stehen im Mittelpunkt.

Für den *akuten Stress* haben sich insbesondere bewährt:
- körperliche Abreaktion,
- positive Selbstgespräche (»du schaffst das schon«),
- Wahrnehmungsablenkung weg vom Stress auf angenehme Erlebnisse,

- körperliche und/oder psychische Beruhigung durch Bezugspersonen oder/und
- Kurzübungen zur Entspannung.

Sicher reagiert jeder Mensch anders. Für den Abbau von Stresshormonen im Akutstress ist die *körperliche Aktivität* besonders günstig, denn Adrenalin wird durch Muskelarbeit abgebaut. Im Alltag ist es häufig nicht möglich, körperlich entsprechend aktiv zu werden. Das bedeutet aber, dass für solche Situationen Strategien entwickelt werden müssen, die durchführbar und wirksam sind.

Ein Mitarbeiter eines Ministeriums hatte sich bspw. überlegt, die Abreaktion nicht in seinem Büro durchzuführen, sondern sich eine Akte zu nehmen, den Raum zu verlassen und dann mit wichtigem Gesicht in schnellem Schritt durch die Gänge des Ministeriums zu laufen. Er sagte dabei zu sich: »Herbert, jetzt geht es nur um dich. Keiner soll mich jetzt stören.« Niemand wagte es, ihn anzusprechen. Er verstärkte die Wirksamkeit, indem er sich vorstellte, dass alle, die ihm begegneten, denken mussten, er wäre auf dem Weg zu einer wichtigen Besprechung.

So kann aus der allgemeinen Empfehlung »Abreaktion« eine ganz persönliche Strategie mit positiven Vorstellungen und Selbstgesprächen werden.

Positive Selbstgespräche sind besonders wirksam, wenn man Worte vor sich hin murmeln kann. Dies ist in vielen sozialen Situationen nicht möglich. Dennoch lenken solche Worte die Aufmerksamkeit auf andere Erlebnisse und können als Autosuggestion durch Wiederholung wirksam werden. Strategien dazu finden Sie in Kapitel 4.

Für *Wahrnehmungslenkung* weg vom Stress auf angenehme Erlebnisse finden Sie auf der CD verschiedene Beispiele.

Kinder reagieren bei akutem Stress besonders gut auf *Körperkontakt und Beruhigung durch nahe Bezugspersonen*. Diese Fähigkeit zur unmittelbaren Stressreduktion bleibt vielen Menschen im Laufe ihres Lebens erhalten.

Sollten Sie über längere Zeit *Erfahrung mit Entspannungsverfahren* gesammelt haben, ist dies schon eine gute Voraussetzung für eine wirksame Kurzübung im Akutstress. Diese Übungen haben sich bewährt:

Turbo-Jacobson: Die Übung wird mit dem rechten Arm durchgeführt. Sie halten den Arm gebeugt, die rechte Hand ist geöffnet, der Daumen zeigt nach vorne, weg vom Körper. Sie schauen kurz in die Handfläche und stellen sich vor, dass Sie da alles, was Sie gerade stört, hineinlegen. Dann schließen Sie die Hand und spannen den ganzen Arm kräftig in der Beugung an. Alles, was Sie stört, halten Sie jetzt fest in der rechten Hand. Nach zwei langsamen Atemzügen lassen Sie los, drehen die Hand nach unten mit dem Daumen zum Körper hin und werfen alles Störende in der Vorstellung vor sich auf den Boden. Sie spüren nun der Muskelentspannung und der verstärkten Durchblutung im rechten Arm etwas nach und fühlen, wie Sie sich darauf konzentrieren. Der Arm steht nun ganz im Mittelpunkt und Sie besinnen sich auf Ihre persönliche Kraft.

Sie kennen diese Übung vermutlich von Boris Becker. Die berühmte Beckerfaust war nichts anderes als das Turbo-Jacobson auf dem Tennisplatz. Nach einem Ballgewinn sammelte der Tennisstar damit Konzentration für den nächsten Aufschlag.

Akupressur an Daumen 4 und Herz 7: Akupressur ist eine sehr wirksame Methode zur Energieregulation, die jederzeit selbst angewendet werden kann. Zwei Akupunkturpunkte an der Hand sind dafür besonders geeignet und können unauffällig auch in Anwesenheit anderer Menschen massiert werden. Der Punkt *D 4* (wir nennen ihn hier Daumen 4) liegt im Muskel zwischen Daumen und Zeigefinger (Abb. 3.3). Der Punkt *Herz 7* liegt in der Beugefalte des Handgelenks in Verlängerung des kleinen Fingers (Abb. 3.4).

Wir nehmen üblicherweise die Punkte der rechten Hand. Beide Punkte werden dann mit dem Daumen der linken Hand massiert, wobei der linke Zeigefinger von unten dagegenhält. Die Massage erfolgt mit zunehmendem Druck in kleinen kreisförmigen Bewegungen (ca. 20 bis 30 Kreise). Sie haben den richtigen Punkt gefunden, wenn Sie bei kräftigem Druck einen kleinen Schmerz verspüren.

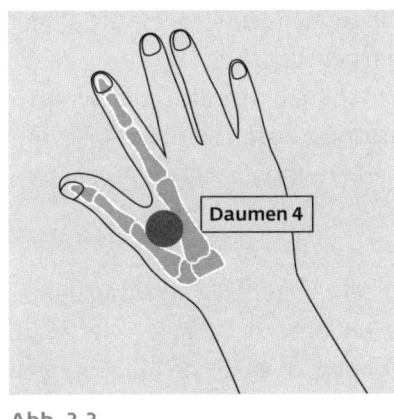

Abb. 3.3

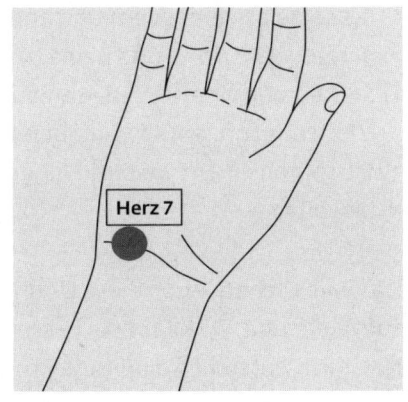

Abb. 3.4

Manager verwenden diese Form der Akupressur, um ihre Konzentration bei längeren Konferenzen zu halten, und zur Stärkung, wenn sie bei Auseinandersetzungen der Gegenpartei nicht nachgeben wollen.

Atemreflexentspannung: Diese 10-Sekunden-Entspannung ist besonders wirksam, wenn Sie Autogenes Training oder Progressive Relaxation nach Jacobson schon einmal gelernt haben und einige Wochen Erfahrung damit gesammelt haben. Es handelt sich um eine Form der sog. konditionierten Entspannung in drei Schritten:

1. Sie setzen sich bequem und aufrecht auf den Stuhl, wobei Sie darauf achten, dass Arme und Beine bequem gebeugt sind.
2. Sie nehmen einen tiefen Atemzug und spüren, dass die Lunge symmetrisch mit Luft gefüllt wird. Beim Ausatmen lassen Sie etwas los.
3. Sie spüren einem weiteren langsamen Atemzug nach, die Augen bleiben offen.

Das war's schon. Auch diese Übung ist sehr unauffällig im Alltag durchzuführen und wirkt umso besser, je häufiger sie angewendet wird. Natürlich entsteht keine tiefe Entspannung, aber solche Kurzübungen sind gut geeignet für ein besseres Gleichgewicht der Stressachsen. Jacobson hat in diesem Zusammenhang einmal gesagt: »*Man muss nicht dauernd Entspannungsübungen gegen Stress machen. Es genügt schon, wenn man öfter am Tag so tut, als ob man gleich entspannen möchte.*« Die Atemreflexentspannung ist ein typisches Beispiel dafür und ihre Wirksamkeit ist durch Messungen mit Biofeedbackgeräten gut belegt.

So einfach die Übungen Ihnen zunächst erscheinen – sie entfalten ihre Wirksamkeit erst, wenn man damit längere Zeit Erfahrung gesammelt hat.

Zur Stressimmunisierung

Folgende Strategien möchten wir Ihnen vorschlagen:

Tab. 3.2 Stressimmunisierung

Strategie	Beispiele
1. Zeitmanagement	Schwierige Arbeiten morgens, Telefonzeiten, Tagesstruktur, gute Pausenplanung
2. Kontakte	Hilfreiche und belastende Beziehungen Wem kann ich vertrauen? Habe ich einen guten Mentor?
3. Einstellungsänderung	Arbeitsaufteilung, Delegation Nicht alles kontrollieren wollen Welche Werte sind mir wichtig?
4. Fertigkeiten	Was sind meine persönlichen Stärken? Was kann ich besonders gut?
5. Problemlösung	Kann ich nachgeben? Wie löse ich Konflikte (s. Kap. 1)?
6. Zufriedenheitserlebnisse	Was hat mich in den letzten 4 Wochen sehr zufrieden gemacht? Was mache ich heute Abend?
7. Regelmäßige Entspannung	Mindestens 3 × Kurzer Jacob am Tag

Für eine weitergehende Analyse Ihrer eigenen Stressbewältigung können Sie sich die Tabelle (3.2) aus dem Online-Material herunterladen und sie selbst ausfüllen. Möglicherweise besitzen Sie schon einige gute Strategien. Welche anderen Strategien können Sie noch entwickeln?

Einige Strategien sind durch konkrete Überlegung und Planung zu entwickeln (z. B. Zeitmanagement, Problemlösung, Fertigkeiten). Andere berühren sehr stark das Thema Achtsamkeit. Sie finden in diesem Buch viele Anregungen, sich damit weitergehend zu beschäftigen (Beziehungen, Einstellungsänderung, Zufriedenheitserlebnisse).

Im digitalen Zeitalter finden Sie auch im Internet eine Fülle von guten Anregungen zu einem wirkungsvollen Zeitmanagement. Gerade die einfachen Strategien und Tipps erweisen sich bei genauer Analyse als besonders effektiv (z. B. 60:40-Regel, d. h. 60 % Ihrer Arbeitszeit sollten Sie fest verplanen, damit Sie die restlichen 40 % der Arbeitszeit flexibel einsetzen können).

Im Anhang finden Sie auch weitergehende Literatur zum Thema Stressimmunisierung.

Stress, Burn-out und Depression

Chronischer Stress kann zu vielen gesundheitlichen Problemen führen. Eine gute, individuelle Stressbewältigung reduziert das Gesundheitsrisiko erheblich. Dazu haben Sie inzwischen einige Anregungen und Strategien bekommen.

Dennoch ist es nicht immer leicht, seine Seele zu schützen. Im Bemühen, die alltäglichen Belastungen gut zu bewältigen, kommen Menschen nicht selten in eine Entwicklung hinein, die wir heute als *Burn-out* bezeichnen. Dies ist bisher keine medizinische Diagnose. Burn-out bezieht sich auf einen Prozess in der Arbeitswelt, der unseren Umgang mit Leistungsanforderungen widerspiegelt. Eine umgangssprachliche Beschreibung könnte lauten:

> »*Ich habe viel zu viel über viel zu lange Zeit für viel zu viele andere mit viel zu wenig Rücksicht auf mich selbst gearbeitet.*«

Die wesentlichen Dimensionen im Burn-out sind Erschöpfung, verringerte Leistungszufriedenheit, Resignation und zunehmende Gleichgültigkeit in Arbeitsbeziehungen. Wie aus Abb. 3.5 hervorgeht, ist subjektiver Stress neben den objektiven Anforderungen der Arbeitswelt ein wichtiger Risikofaktor für Burn-out. Längeres Burn-out geht nicht selten in eine Depression über. Hierbei spielen die Persönlichkeitsstruktur und belastende Lebensereignisse eine tragende Rolle.

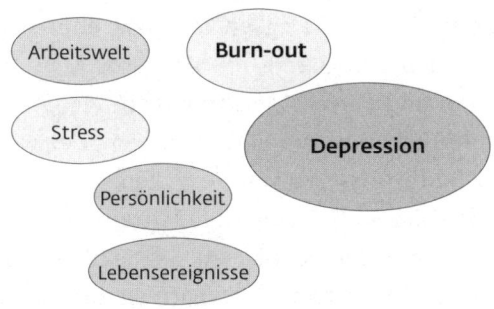

Abb. 3.5 Risikofaktoren für Burn-out

Folgende *Persönlichkeitseigenschaften* fördern die Entwicklung von Burn-out:

- Überidentifikation mit der beruflichen Tätigkeit
- Unrealistische, überhöhte Erwartungen an sich und andere
- Perfektionismus, Unfähigkeit, zu delegieren
- Ungenügende Abgrenzungsfähigkeit, eigene Bedürfnisse unterdrücken, Konfliktvermeidung
- Scheu, Hilfe anzunehmen
- Geringe Entspannungs-, Genuss- und Regenerationsfähigkeit

Diese Eigenschaften können in bestimmten Phasen der beruflichen Tätigkeit durchaus hilfreich sein. Teamarbeit beispielsweise fordert oft eine erhöhte Anpassungsleistung. Ein gewisses Ausmaß an Identifikation mit der eigenen Tätigkeit ist sogar eher stressmindernd. Nicht alles sollte ich delegieren, ein gewisses Maß an Verantwortungsbewusstsein und Perfektionismus ist in vielen Arbeitsvorgängen günstig und führt zu besseren Ergebnissen. Zeitweilig ist es notwendig, eigene Bedürfnisse zu unterdrücken. Es kommt, wie so oft im Leben, auf die Dosis und das richtige Mittelmaß an.

Wenn die o.g. Faktoren jedoch zu festen Persönlichkeitseigenschaften werden und uns keine Alternativen zur Verfügung stehen, bewirkt der bei vermehrter Arbeitsbelastung dann entstehende chronische Stress eine Entwicklung zum Burn-out.

> Burn-out ist daher als ein Prozess zu betrachten, den ein Mensch auf der Basis seiner Fähigkeiten in der Auseinandersetzung mit der beruflichen Leistungsanforderung durchläuft.

Der Psychologe Jörg Fengler hat 1993 dazu ein Buch mit dem Titel *Helfen macht müde* veröffentlicht. Er unterscheidet 10 Phasen der Burnout-Entwicklung (s. Tab. 3.3).

In der Tabelle 3.3 haben wir den einzelnen Phasen des zunehmenden Burn-out Themen zugeordnet, die für die jeweilige Phase typisch sind. Das Besondere am Burn-out ist, dass man, zumindest in den ersten Stufen, durchaus noch selbst Einfluss nehmen kann und nicht sofort eine therapeutische Hilfe braucht. Wichtig ist auch, dass Burn-out keine zwangsläufige Entwicklung in eine Einbahnstraße hinein ist. Wir können jederzeit wieder von einer höheren auf niedrigere Stufen kommen. Dazu haben wir jeder Phase ein hilfreiches Motto zugeordnet, das bewusst machen kann, welche Reaktion jetzt notwendig ist. Um dieser ernsten Problematik auch eine humorvolle Seite zu geben (denn das ist oft eine wesentliche Grundlage für Veränderung), haben wir in der vierten Spalte der Tabelle der jeweiligen Stufe eine passende Kopfkino-Übung vorgeschlagen.

Tab. 3.3 Burn-out – Diagnostik

Phasen des Burn-out	Woran erkenne ich diese Phase?
1. Überidealismus	Ich habe hohe Ansprüche und kann auch nicht davon abrücken
2. Überforderung	Die Arbeit ist mir über den Kopf gewachsen
3. Geringer werdende Freundlichkeit	Andere Menschen nerven mich, ich bin meistens schlecht gelaunt, ich kann das nicht verbergen
4. Schuldgefühle darüber	Ich mache mir ständig Gedanken über meine Fehler
5. Vermehrte Anstrengung	Wenn ich mich zusammennehme und härter und länger arbeite, schaffe ich das schon
6. Erfolglosigkeit	Ich schaffe das nicht so einfach wie die anderen, und meine Familie sagt, dass ich mich sehr verändert habe
7. Hilflosigkeit	Ich habe niemanden, mit dem ich mein Problem besprechen kann
8. Hoffnungslosigkeit, Resignation	Immer öfter sitze ich da und kann nichts mehr machen
9. Erschöpfung	Ich habe keinen Appetit mehr, wache nachts dauernd auf und bin den ganzen Tag müde
10. Burn-out-Syndrom	Ich sehe keinen Ausweg mehr

Tab. 3.4 Burn-out – Auswege

Leitsatz der Veränderung	Anregung zur Übung
1. Welche Werte tragen mich?	Persönlicher Wertecheck (Kap. 5)
2. Wo bekomme ich Hilfe?	Müller – Meier
3. Wie entstehen positive Gefühle?	Stadtrat
4. Keine Schuldgefühle bei Abgrenzung und Neinsagen!	Waldi
5. Auf der Suche nach neuen Wegen	Schrankenwärter
6. Ich ziehe jeden Abend Bilanz	Tagebuch Gutes Leben (Kap. 5)
7. Kontakt mit dem inneren Helfer	Aktives Kopfkino
8. Antiresignationsübung	Kirschenklauer
9. Wer kann jetzt helfen?	Kontakt mit wichtigen Bezugspersonen
10. Es muss auch mal ohne mich gehen	Zeit für Time-out

Depression

Längeres Burn-out kann, wie schon ausgeführt, in eine Depression übergehen.

Eine ganze Reihe von Symptomen des Burn-out, wie z. B. Erschöpfung, Schlafstörung, fehlendes Interesse an Sexualität (Libidoverlust), Appetitlosigkeit oder übermäßiges Essen, finden wir auch bei der Depression. Beide Störungen haben auch eine enge Beziehung zu chronischem Stress. Es besteht ein Ungleichgewicht in den verschiedenen Stressachsen (s. Abb. 3.2, S. 121).

Es gibt jedoch deutliche Unterschiede zwischen dem Burnout-Prozess und dem Krankheitsbild der Depression.

Tab. 3.5 Burn-out und Depression

Wer im Burn-out steht, wird folgende Äußerungen tun:	Wer unter einer Depression leidet, erlebt dies oft, wie folgt:
- Ich fühle mich von meiner Arbeit ausgelaugt. - Den ganzen Tag mit Leuten zu arbeiten, ist wirklich eine Strapaze für mich. - Meine Arbeit frustriert mich. - Ich befürchte, dass mich diese Arbeit emotional verhärtet. - Es gelingt mir immer weniger … - Ich fühle mich meinen Klienten in vieler Hinsicht ähnlich …	- Ich kann mich nicht mehr so freuen wie früher. - Morgens fällt es mir schwer, den Tag positiv zu sehen. - Ich fühle mich leer. - Das Leben macht keinen Sinn mehr. - Ich kann mich nicht freuen, wenn Freunde zu Besuch kommen. - Die Zukunft macht mir Angst.

Zwar kann eine Depression auch durch äußere Ereignisse und Einflüsse ausgelöst werden (Verlusterlebnis, Tod eines Angehörigen, ernsthafte Krankheitsdiagnose, andauernder Ehekonflikt), es handelt sich jedoch um ein Krankheitsbild, das sich ganz im Inneren unserer Seele abspielt. Daher sind im Gegensatz zu Burn-out Erschöpfung, Freudlosigkeit, Interessensverlust, sozialer Rückzug, Schlafstörung

u. Ä. in der Regel nicht aus eigener Kraft und nicht ausschließlich durch einfache Übungen oder ein Entspannungsverfahren zu beeinflussen. Es bedarf hier therapeutischer Hilfe. Achtsamkeit und Kopfkino können jedoch im Rahmen der Therapie unterstützend eingesetzt werden. Auch einfache Übungen sind manchmal ergänzend sehr hilfreich. Zum Beispiel gibt es bei der leichten Depression die Empfehlung, zweimal eine Stunde am Tag spazieren zu gehen.

Ängste und Angststörungen

Angst ist ein Grundgefühl, das aktiviert wird, wenn wir eine Situation als bedrohlich erleben. Dadurch ist Angst, ähnlich wie der akute Schmerz, ein Warnsignal, das unser Leben schützen soll. Forscher bezeichnen das schützende Gefühl der Angst daher als ein »hochwertiges kulturelles Erbe der Menschheit«.

Angst hat auch *viele Gemeinsamkeiten mit Stress*. Eine Angstreaktion lässt sich ähnlich wie eine Stressreaktion auf vier Ebenen beschreiben (siehe auch Tabelle 3.1, S. 120):

- Körperreaktion
- Gefühle
- Gedanken
- Handeln

Auf *körperlicher Ebene* sind Angst- und Stressreaktion praktisch identisch. Ähnlich wie beim akuten Stress haben wir beim Auftreten von Ängsten eine körperliche Alarmreaktion durch die Aktivierung des vegetativen Nervensystems. Blutdruck und Herzfrequenz steigen, die Atmung wird schneller, Schweiß bricht aus, die Muskeln sind angespannt. Diese Alarmreaktion befähigt uns körperlich zum schnellen Handeln.

Durch die *begleitenden Gefühle und Gedanken* erleben wir Ängste aber in der Regel deutlich unangenehmer als den Stress. Jeder kennt das Gefühl der Angst als Besorgnis, Befürchtung, unlustbetonte innere Spannung und Erregung. Auslöser kann dabei eine erwartete körperliche Bedrohung, aber auch eine mögliche Gefahr für unsere Persönlichkeit, z. B. unser Selbstwertgefühl, sein. Das Ausmaß der Angst hängt im Wesentlichen von der Bewertung der Situation ab. Wir unterscheiden Realängste von irrationalen und krankmachenden Ängsten.

Realängste beziehen sich auf eine tatsächliche Gefahr. Sie sind lebensnotwendig und warnen uns. Unsere Reaktionen werden beschleunigt, die Gedanken fließen schneller, wir verhalten uns vorsichtiger, reagieren überlegter und mobilisieren Energien, um aus der Gefahrenzone zu kommen.

Während früher Gefahren zumeist sichtbar und dadurch einschätzbar waren, sind die wirklichen Bedrohungen, denen wir heute ausgesetzt sind, oft unsichtbar und nicht vorhersehbar (terroristische

Attacken, Strahlung durch Radioaktivität, Giftstoffe und Allergene, Infektionskrankheiten, Stress). Vor allem Zukunftsängste können für das Lebensgefühl sehr belastend sein.

Wenn Angst zu stark und zu häufig auftritt, zu lange andauert und der Situation nicht mehr angemessen ist, sprechen wir von *krankmachender Angst*. Solche Ängste sind vor allem dadurch gekennzeichnet, dass wir in unserem Erleben keinen Einfluss darauf haben, die Situation zu kontrollieren und willentlich zu beeinflussen. Krankmachende Ängste blockieren unsere Gedanken und Handlungen und führen dazu, dass wichtige Alltagsaktivitäten eingeschränkt oder gar nicht mehr möglich sind. Besonders belastend erleben wir das Auftreten von Erwartungsangst (die Angst vor der Angst).

Neurobiologisch entsteht Angst zum Teil in den gleichen Zentren im Gehirn, in denen auch der Schmerz verarbeitet wird (Hirnstamm, limbisches System und Präfrontaler Cortex). Auch die Stressverarbeitung findet in den gleichen Zentren statt, weshalb gut nachvollziehbar ist, dass es viele Gemeinsamkeiten zwischen Angst, Stress und Schmerz gibt. Empfehlungen zur Selbstbehandlung und Lebensstiländerung für Angst- und Schmerzpatienten sind ebenfalls ähnlich, wohingegen sich die Therapie deutlich unterscheidet.

Bei der Angstreaktion laufen die Bewertungen der Situation, wie wir sie für die Stressreaktion in Abbildung 3.1 (S. 118) beschrieben haben, oft blitzschnell ab. Da wir dem meist nicht sofort etwas Beruhigendes entgegenzusetzen haben, können Ängste ein krankmachendes Potential entwickeln und schnell zur Panik eskalieren. Angstgefühle und -gedanken können dann so unangenehm werden, dass die Betroffenen (bewusst oder unbewusst) ein ausgeprägtes *Vermeidungs- und Sicherheitsverhalten* entwickeln. Es gibt verschiedenste Varianten eines solchen Sicherheitsverhaltens – z. B. die Situation panikartig verlassen, den Blickkontakt mit anderen Menschen vermeiden oder bestimmte Situationen nur zusammen mit Vertrauenspersonen aufsuchen. Auch eine gedankliche Ablenkung, z. B. mit Gedanken an Flucht (»Gleich ist es vorbei …«, »Bloß schnell durch …!«) oder Kapitulation (»Jetzt ist sowieso schon alles verloren …«), kann dem Versuch dienen, die eigenen Ängste zu vermindern. Gerade bei den sozialen Ängsten findet man besonders häufig ungünstige Strategien zur Angstbewältigung, wie z. B. Selbstmedikation mit Beruhigungsmitteln oder Alkoholkonsum jeweils vor der Situation.

 Herr Walter A. fühlt sich schon seit seiner Jugend unwohl, wenn er einen Raum mit vielen Menschen betritt. Immer wieder hat er dabei das Gefühl, dass alle ihn anschauen, und er hat Angst, sich zu blamieren. Er könnte stolpern, rot werden, falsche Kleidung anhaben. Im Laufe der Jahre hat er sich einige Strategien zugelegt, wie er mit solchen Situationen besser zurechtkommen kann. Wenn möglich, versucht er, diese Situationen zu vermeiden. Abends trinkt er oft Alkohol, bevor er sich mit Leuten trifft. Er überspielt die Angst, denn sie passt nicht zu seinem Rollenbild als Mann. Seine Ehefrau dagegen liebt soziale Kontakte und reagiert in letzter Zeit zunehmend genervt. Zum Schlafen nimmt er Medikamente. Manchmal wacht er nachts schweißgebadet auf. Seit er in seiner Bank beruflich befördert wurde, muss er jetzt Schulungen und Vorträge halten. Schon morgens unter der Dusche denkt er an die bevorstehenden Termine und fühlt sich sehr angespannt und unzufrieden. Anfangs hatte er überlegt, ob er die Beförderung vielleicht besser ablehnen sollte. Er hatte aber keine Idee, wie er das seinem Vorgesetzten hätte erklären können. Er schämte sich wegen dieser Schwäche und hatte Angst sich zu blamieren. Zu einem Therapeuten wollte er auf gar keinen Fall.

Bei Herrn A. finden wir die typische Entwicklung einer langjährigen Angststörung, die zunächst scheinbar ganz harmlos als »sozial phobische Reaktion« beginnt. Durch die Angst vor bestimmten Situationen kommt es zu einem Spannungszustand, der durch ein Vermeidungsverhalten zunächst immer wieder gelöst wird. Die Ängste weiten sich dadurch aber eher aus, er trinkt vermehrt Alkohol, greift zu Tabletten, die Beziehung ist belastet und berufliche Probleme treten immer deutlicher auf. Wenn Herr A. sich nicht dazu durchringen kann, seine Situation einmal mit einem Therapeuten zu besprechen, wird die Situation vermutlich weiter eskalieren.

Die soziale Phobie von Herrn A. zählt bei den Angststörungen zur *Gruppe der situationsbezogenen Ängste*. Dazu gehören alle Formen von Ängsten, die auf eine Situation oder ein Objekt gerichtet sind.

Das Besondere bei diesen Phobien ist, dass sie durch normalerweise ungefährliche Situationen oder Objekte hervorgerufen werden. Diese Situationen können leichtes Unbehagen bis hin zu panischer Angst auslösen. Den Betroffenen ist dabei durchaus bewusst, dass das angstbesetzte Objekt nicht gefährlich ist. Die angstauslösende Situation ist jedoch nicht durch die rationale Erkenntnis der objektiven Ungefährlichkeit zu mildern. Mitunter entsteht schon bei der Erwartung oder Vorstellung der Situation eine Angstreaktion.

Bei den sog. *Agoraphobien* bestehen Ängste, die eigene Wohnung zu verlassen, Geschäfte zu betreten, sich in eine Menschenmenge oder auf öffentliche Plätze zu begeben oder alleine in Bussen, Zügen oder Flugzeugen zu reisen. Der Umfang der betroffenen Bereiche und Einschränkungen, der Schweregrad der Angst und das Ausmaß des Vermeidungsverhaltens können sehr unterschiedlich sein. Es bestehen jedoch oft erhebliche Einschränkungen. Manche Betroffene können ihre Wohnung oder ihr Haus überhaupt nicht mehr oder nur in Begleitung verlassen. Viele empfinden Panik bei der Vorstellung, ohnmächtig zu werden und hilflos in der Öffentlichkeit liegen zu bleiben.

Die eigentliche *Panikstörung* ist gekennzeichnet durch wiederkehrende, schwere Angstattacken, die sich nicht auf eine spezifische Situation oder besondere Umstände beschränken und deshalb auch nicht vorhersehbar sind. Die Symptome können variieren, beginnen aber typischerweise plötzlich mit Herzklopfen, Brustschmerz, Erstickungsgefühl und Schwindel. Schnell entsteht dabei die Angst zu sterben, Angst vor Kontrollverlust oder verrückt zu werden.

Von diesen spezifischen Angststörungen unterscheiden wir die *generalisierte Angststörung*. Sie ist gekennzeichnet durch eine unrealistische oder übertriebene Angst und Besorgnis bezüglich allgemeiner oder besonderer Lebensumstände, z. B. die ständige Sorge, dem eigenen Kind, das sich nicht in Gefahr befindet, könne etwas zustoßen, ohne dass dafür ein triftiger Grund besteht. Die Angst ist also nicht auf bestimmte Situationen oder Auslöser in der Umgebung beschränkt. Ängste bestehen über einen längeren Zeitraum und schwanken allenfalls in der Intensität. Sie können durch verschiedenste Belastungen verstärkt werden. Diese Form der Angststörung hat ohne Therapie ein sehr hohes Risiko der Chronifizierung und führt zu anhaltend hohen Stressreaktionen.

Angststörungen haben verschiedene Ursachen. Ausgehend von einer *Persönlichkeitsstruktur*, die eine Anfälligkeit für Ängste und Sorgen mitbringt, treten im *Verlauf des Lebens* belastende Ereignisse auf und der Mensch macht Erfahrungen, die diese Anfälligkeit verstärken können. Im weiteren Leben kann es durch irgendeinen Auslöser dann dazu kommen, dass die Ressourcen nicht mehr ausreichen, die Anfälligkeit zu kompensieren.

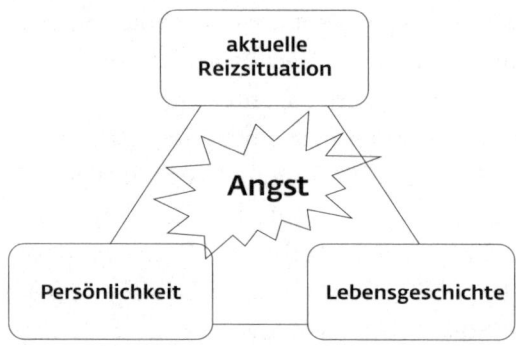

Abb. 3.6 Ursachen von Angststörungen

Zusammenhang zwischen Angst und Schmerz

- Bei Patienten mit chronischen Schmerzen kann man Angst häufig in Form einer resignativ deprimierten Zukunftsangst beobachten.
- 35 % der Erwachsenen, die im Laufe eines Jahres eine chronische Schmerzstörung hatten, litten auch unter klinisch relevanten Angststörungen.
- Angsterkrankungen, insbesondere die generalisierte Angststörung, verstärken die Schmerzwahrnehmung.
- Chronische Schmerzen fördern durch das negative Denken die Chronifizierung von Angststörungen.
- Aber: Angst kann auch von Schmerzen ablenken. Beispiele dafür kennt sicher jeder.

Das Beispiel von Herrn A. zeigt, wie schwer es bei einer Angststörung sein kann, eine Psychotherapie zu beginnen. Diese hat prinzipiell bei Angststörungen gute Behandlungserfolge zu verzeichnen. Aufgrund des konsequenten Vermeidungsverhaltens der Betroffenen kommt es jedoch oft nicht zu einer frühzeitigen Behandlung der Angststörungen, sondern zur Chronifizierung.

In der Behandlung von Angststörungen steht die Psychotherapie im Vordergrund. Je nach Schweregrad und Krankheitsbild sind zusätzliche therapeutische Elemente wirksam und notwendig (Reizkonfrontation, Medikamente, Entspannungsverfahren, Biofeedback, Körperorientierte Therapie, Stressreduktion, Sport). Achtsamkeit kann hier einen wertvollen Beitrag leisten.

Allgemeine Ziele der Angsttherapie sind

- eine verbesserte Wahrnehmung der eigenen Körperfunktionen,
- eine verbesserte Gefühlswahrnehmung jenseits der Angst,
- die Identifikation von Vermeidungsverhalten,
- die Bereitschaft, sich seiner Angst zu stellen und diese situativ eine Zeit lang auszuhalten,
- verbesserte Beziehungsgestaltung zu wichtigen Bezugspersonen,
- Stärkung der Persönlichkeit und Verminderung des Schamgefühls.

Es wird deutlich, dass Achtsamkeit im Sinne der Multiple-Code-Theorie (Bucci 1997) hierzu einen wertvollen Beitrag leisten kann.

Schlafstörungen

Für einen gesunden Schlaf-Wach-Rhythmus gibt es im Wesentlichen drei Kriterien:

- die persönlichen Schlafrhythmen (Wann und wie schlafe ich?)
- das subjektive Erleben von Schlaf (Ist mein Schlaf gut und erholsam?)
- die Tagesbefindlichkeit (Bin ich frisch und konzentriert?)

Der objektive Schlafablauf (z. B. Schlafdauer und Schlaftiefe, Traumphasen, Aufwachhäufigkeit) ist unserem bewussten Erleben nur begrenzt bzw. indirekt zugänglich. Bei Messungen im Schlaflabor spricht man von der Schlafarchitektur und meint damit eine regelmäßige Abfolge verschiedener Schlafstadien. In Abbildung 3.7 ist der typische Ablauf einer gesunden Schlafarchitektur dargestellt. Nach kurzer Einschlafzeit erreichen wir schnell eine Tiefschlafphase. Darauf folgt eine erste Traumphase, die auch REM-Schlaf (abgeleitet von Rapid Eye Movement) genannt wird. Übersetzt heißt das: schnelle Augenbewegungen. Diese zeigen an, dass unser Gehirn mit der Verarbeitung von Erlebnissen beschäftigt ist, die wir als Traum erleben können.

> Träume sind das nächtliche Kopfkino aus der Tiefe unserer Seele.

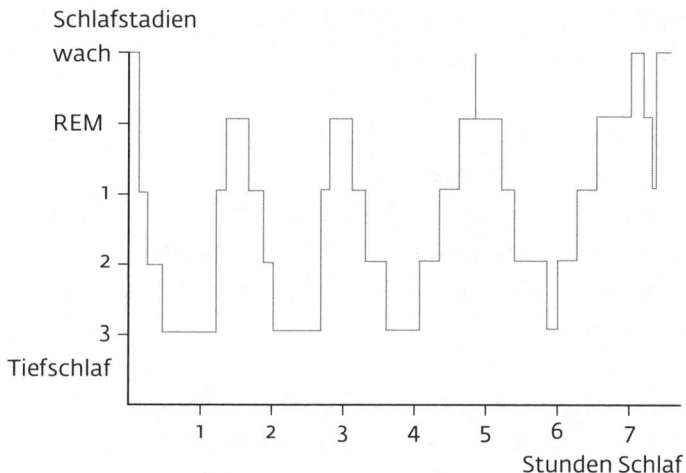

Abb. 3.7 Schlafarchitektur

Im weiteren Verlauf der Nacht wechseln dann Tiefschlaf- und REM-Phasen immer wieder ab, bis zum Morgen hin der Schlaf flacher wird.

Diese Abläufe lassen sich heute gut messen, man selbst spürt diesen Wechsel der Phasen im Schlaf nicht. Bei der Einschätzung des Schlafes steht für uns stattdessen das subjektive Erleben der Einschlafphase, des Durchschlafens, das Gefühl eines erholsamen Schlafes und einer aktiven und mühelosen Wachheit am Tage im Vordergrund. Zumeist handelt es sich dabei um Bewertungen im Nachhinein (»Ich habe die ganze Nacht nicht geschlafen«), die oft verfälscht sind und mit den tatsächlichen Gegebenheiten (z. B. dokumentiert im Schlaflabor) nicht wirklich übereinstimmen.

- Nach Untersuchungen im Schlaflabor schlafen die meisten Menschen schneller ein, als sie glauben.
- Wenn sie nachts aufwachen, liegen sie kürzer wach, als sie denken.
- Sie schlafen also meist insgesamt mehr, als sie vermuten.
- Ein sehr gestörter Schlaf mit vielen Wachphasen ist allerdings tatsächlich weniger erholsam.

Frau Rosemarie S. leidet seit 14 Jahren zunehmend unter Schlafstörungen. Sie schläft zwar gut ein, wacht aber jede Nacht schon nach 1½ bis 2 Stunden wieder auf und fühlt sich dann frisch und ausgeruht. Beim Blick auf die Uhr registriert sie besorgt, dass sie bisher nur zwei Stunden geschlafen hat und dies natürlich zu wenig sei. Bis zum Morgen müsse sie mindestens noch einmal 4 Stunden schlafen, um für den Tag fit zu sein. Sie versucht daher krampfhaft wieder einzuschlafen und quält sich über eine Stunde lang mit der Sorge, am nächsten Tag nicht ausgeschlafen zu sein. Sie hat vieles ausprobiert, aber nichts hilft. Bei genauerer Analyse ergibt sich, dass sie von jeder neuen Strategie sofort in der ersten Nacht Wirkung erwartet und schnell enttäuscht ist. Wenn etwas nicht wirkt, wird es sofort wieder fallen gelassen. Sie hat keine Geduld zur langsamen Veränderung. Seit Jahren haben sie und ihr Mann nun schon getrennte Schlafzimmer. Sie will ihn nachts nicht aufwecken und hat regelrecht ein eigenes Nachtleben mit Aufstehen, Tee kochen, Zeitung lesen, Entspannungsmusik und Ähnlichem entwickelt. Als jetzt auch noch Nackenschmerzen dazukamen und sie arbeitsunfähig wurde, wendet sie sich an eine Schmerztherapeutin. Sie führt ein Schmerztagebuch (s. Kapitel 2), das sie mit der Therapeutin zusammen auswertet: Dabei erkennt sie Zusammenhänge zwischen Schlaf, Stress und Schmerz. Sie registriert auch ihre Ungeduld und ihre hohe Erwartungshaltung bezüglich unmittelbarer Verbesserung. In der weitergehenden Zeit merkt sie, dass ihre eigenen Gedanken einen ungünstigen Einfluss auf das Wiedereinschlafen haben.

Das Beispiel von Frau S. macht deutlich, dass der Schlaf ein komplexes bio-psycho-soziales Phänomen ist. Wie kaum ein anderes Grundbedürfnis hat der gute Schlaf eine grundlegende Bedeutung für ein positives Lebensgefühl. Bei Frau Rosemarie S. ist der Schlaf sehr von subjektiven Erwartungen, Befürchtungen sowie halbwissenschaftlichen Vorstellungen und Bewertungen geprägt. Diese hohe psychologische Bedeutung entsteht auch dadurch, dass die Menschen den Schlaf nicht unmittelbar kontrollieren können.

Es gibt das Sprichwort:

> *Der Schlaf ist wie ein Vogel.*
> *Wenn man danach greift, fliegt er weg.*

Möchten Sie Ihren Schlaf verbessern, ist also eine Konzentration auf »Schlafenwollen« nicht hilfreich. Was hilft stattdessen?

Man kann eine innere Bereitschaft entwickeln, sich dem Schlaf zu überlassen. Dabei geht es einerseits um eine Grundhaltung der Gelassenheit, andererseits um die Anwendung von Strategien (z. B. »Schlafhygiene« – Schaffung günstiger Einschlafbedingungen –, Entspannungsverfahren, Achtsamkeit, Kopfkino und gezielte Selbsthypnose).

Bei längeren und regelmäßigen Schlafstörungen, aber besonders auch bei neu auftretenden Problemen, sollte in jedem Fall das Gespräch mit einem Arzt erfolgen, damit zusätzliche Krankheiten ausgeschlossen werden. Denn bei den *Störungen des Schlaf-Wach-Rhythmus* unterscheiden wir:

- Subjektive Schlafstörungen (ohne objektiv gestörtes Schlafprofil)
- Chronische Schlafstörungen als Erkrankung
- Schlafstörungen als Begleiterscheinung bei anderen Erkrankungen

Bei der Diagnostik sind daher organische Ursachen (z. B. Nebenwirkungen von Medikamenten, Übergewicht, Herz-Kreislauf-Erkrankungen, chronischer Schmerz), ungünstige Gewohnheiten und Begleitumstände (z. B. belastende Schichtarbeit, Alkohol, Koffein) und psychische Störungen (Angst, Depression) zu erfassen und gegebenenfalls primär zu behandeln.

> Die Diagnostik und Behandlung von Schlafstörungen umfasst mehrere Schritte:
> - Genaue Bestandsaufnahme der Schlafsituation
> - Erfassen von Begleitumständen
> - Führen eines Schlafprotokolls
> - Information des Betroffenen
> - Behandlungsplanung
> - Stellenwert und Wirksamkeit der Therapieschritte

Frau S. hat auf Anraten der Schmerztherapeutin auch ein Schlafprotokoll geführt. Beim Führen eines Schlafprotokolls zur Ermittlung ihres tatsächlichen Schlafbedarfs (genaue Bilanz der tatsächlichen Schlafzeit über 24 Stunden, einschließlich Tagesschlafzeiten) machte sie Erfahrungen, die ihre Schlaferwartung deutlich veränderten. Zum einen belief sich die reine nächtliche Liegezeit insgesamt auf 6 Stunden, jedoch mit Unterbrechungen. Zum anderen schlief und ruhte sie am Tag öfter und länger, als es ihr vorher bewusst gewesen war.

Bei den meisten Menschen unterliegt der Schlaf-Wach-Rhythmus sehr festgelegten Gewohnheiten, die durch Lernprozesse fixiert sind, z. B. Einschlaf- und Aufwachzeiten oder Schlafdauer. Das bedeutet, dass solche gelernten Abläufe, wenn sie über mehrere Jahre jede Nacht abgelaufen sind, einer Veränderung nur schwer und allenfalls langfristig zugänglich sind.

Wie auch bei Schmerz, Stress, Burn-out und Stimmungsschwankungen hat der Lebensstil einen großen Einfluss auf Schlafdauer, Schlafqualität und Erholung. Ein aktiver Lebensstil mit ausreichend Bewegung, Sport und einem guten Pausenausgleich ist eine gute Ausgangsbasis. In den letzten 2 – 3 Stunden vor dem Schlafen sollte keine belastende Mahlzeit eingenommen werden. Alkohol wird nur in Maßen und nicht regelmäßig empfohlen, stimulierende Substanzen sollte man vor dem Schlafen meiden. Medienkonsum ist keine gute Einschlafhilfe und der Fernseher gehört nicht ins Schlafzimmer. Die Einstellung zum Schlaf kann auch durch Autosuggestionen positiv beeinflusst werden. Beruhigende mentale Vorstellungen und Sätze wie

- Ich überlasse mich dem Schlaf
- Der Körper holt sich die Ruhe, die er braucht
- Ruhe ist erholsam
- Gedanken kommen und gehen wie die Wolken am Himmel

können eine solche Einstellung positiv unterstützen. Dabei sind jedoch die Anwendungsregeln, wie in Kapitel 4 ausgeführt, zu beachten.

> *Zusammengefasst: Der Umgang mit Schlafstörung in 6 Punkten*
> 1. Medizinische Abklärung, falls erforderlich
> 2. Schlafprotokoll führen, auswerten (s. Online-Material)
> 3. Gezielte Informationen über Schlaf und Schlafhygiene für realistische Erwartungen
> 4. Lebensstil im Hinblick auf den Schlaf überprüfen
> 5. Übungen zu Entspannung, zur Atemberuhigung und Achtsamkeit
> 6. Chronische Schlafstörungen bedürfen in der Regel einer langfristigen Therapie

Wenn Stress chronische Schmerzen macht

Über den Zusammenhang von Stress und Schmerz haben Sie inzwischen schon einiges erfahren. Das Gehirn ist für beide Bereiche ähnlich vernetzt. Körperliche Reaktionen, Gefühle und Gedanken sind vergleichbar. Die Vernetzung ist sehr komplex und im Einzelfall kann die Verarbeitung unterschiedlich erfolgen. Momentaner Stress kann Schmerz verstärken, er kann aber auch den Schmerz, z. B. durch Ablenkung, vermindern. Starker Stress ist sogar in der Lage, den Schmerz so in den Hintergrund treten zu lassen, dass er momentan nicht wahrnehmbar ist. Wenn der Stress wieder nachlässt, tritt der Schmerz zumeist umso stärker in den Vordergrund.

Umgekehrt bedeutet Schmerz immer auch Aktivierung des Stresssystems. Chronischer Schmerz ist ein Stressfaktor, der sehr zermürbend sein kann. Eine wirksame Schmerztherapie wird daher immer auch eine Verbesserung von Stressbewältigung einschließen. Den Patienten werden dabei die in Tabelle 3.2 (S. 129) genannten Strategien zur Stressimmunisierung vermittelt und eine Umsetzung in den persönlichen Alltag erarbeitet. Denn eine erhöhte Stressanfälligkeit und der persönliche Umgang mit Stress haben einen wesentlichen Einfluss auf die Schmerzverarbeitung.

Unter dem Eindruck dieser klinischen Zusammenhänge hatte Jon Kabat-Zinn das »Mindfulness-Based Stress Reduction Training« (MBSR) Ende der 1970er Jahre ursprünglich speziell für die ambulante Behandlung von Schmerzpatienten entwickelt. Erst später wurde das MBSR zum Standard für die allgemeine Anwendung von Achtsamkeit bei Stress.

Inzwischen ist auch durch die Gehirnforschung der enge Zusammenhang von Stress- und Schmerzverarbeitung vielfach bestätigt. Insbesondere im Frontalhirn, dem vorderen Cingulum, dem limbischen System und dem Hirnstamm findet hier ein enges Zusammenwirken von Stress und Schmerz statt. Auch für die *schmerzreduzierende Wirkung* von Zuwendung, Körperkontakt und sozialer Unterstützung über das Stresssystem konnten experimentell und klinisch Gehirnzentren identifiziert werden.

Dies sind wissenschaftliche Untersuchungen zu den Grundlagen. In der alltäglichen Arbeit mit chronischen Schmerzpatienten wäre es viel zu aufwendig und therapeutisch nicht sinnvoll, das Gehirn mit technischen Verfahren zu analysieren. Die Untersuchung, in welchem Ausmaß Stress und Schmerz im Einzelfall zusammenwirken, wird wohl auch in Zukunft nur durch den unmittelbaren Kontakt und das persönliche Gespräch mit dem Patienten möglich sein.

Die Bedeutung von Stress für die Entstehung und Aufrechterhaltung von Schmerzen kann jedoch sehr variieren. Im bio-psycho-sozialen Schmerzmodell (Abbildung 2.10, S. 105) würde man Stress nicht den einzelnen Krankheitsbildern zuordnen. Man würde vielmehr eine ganz individuelle Bewertung der *Persönlichkeitsstruktur* mit ihren *lebensgeschichtlichen Stresserfahrungen und Möglichkeiten der Bewältigung* auf dem Hintergrund der jeweils momentanen psychosozialen Situation vornehmen.

Dennoch gibt es auch Krankheitsbilder, bei denen die persönlichen Stresserfahrungen in der Lebensgeschichte (sog. *biographische Stressfaktoren*) die Hauptursachen für das Auftreten von Schmerz sind. Bei vielen chronischen Schmerzstörungen leiden Patienten unter anhaltenden und starken Schmerzen, obwohl keine entsprechende körperliche Schädigung vorliegt. Insbesondere Stress und Angst haben bei dieser Gruppe einen erheblichen Einfluss auf die Schmerzentwicklung. Wenn in der frühen Entwicklung der Persönlichkeit biologische Stressfaktoren bestehen und/oder psychosoziale Stressoren über längere Zeit ungünstig wirken, spricht man von solchen biographischen Stressfaktoren.

Zu den *biologischen Stressfaktoren* zählt man Vererbung und Aktivierung genetischer Programme, frühe Krankheiten, Einwirkung körperlicher Gewalt, Missbrauch und Vernachlässigung.

Psychosoziale Belastungsfaktoren und biographische Stressoren können sein: chronische Erkrankungen der Eltern, ein gewalttätiges, kaltes Elternhaus, eine unsichere Bindung an Bezugspersonen, emotionaler Missbrauch, ständige seelische Verletzungen u. Ä. Eine derart belastende und bedrohliche Umwelt hat für ein Kind gravierende Folgen. Es gibt keine unbeschwerte, beschützte Kindheit, sondern dieses Kind muss im Kindesalter quasi schon eine Erwachsenenrolle übernehmen. Der Fachbegriff hierfür heißt Parentifizierung (Elternschaft) und bedeutet vor allem eine ständige Bereitschaft zur Verantwortungsübernahme für andere Menschen.

Je intensiver und länger solche Belastungsfaktoren insbesondere in der frühen Lebensgeschichte wirken, desto mehr beeinflussen sie die Verarbeitungsmöglichkeiten des Gehirns. Unser Wahrnehmungssystem wird dann durch solche frühkindlichen Prägungen auf das Stress- wie auf das Schmerzverarbeitungssystem verletzbarer und empfindlicher. Man spricht von *erhöhter Stress- und Schmerzvulnerabilität*. Das bedeutet jedoch nicht, dass jedes belastende Lebensereignis zu einem schädigenden biographischen Stressor wird.

Wichtig ist nicht nur das objektive Ausmaß von Belastung, sondern vor allem auch, ob es einen *Ausgleich durch Schutzfaktoren* gab, z. B. die Erfahrung von zumindest einer guten und schutzgebenden Beziehung im Umfeld, soziale Kontakte zu Gleichaltrigen, Gruppenerfahrungen, positive Bewertung der Leistung, Stärkung des Selbstwertgefühls.

Früh einwirkende, biographische Stressfaktoren können über eine Störung der Vernetzung im Gehirn bei der Stressverarbeitung zu einer erhöhten Schmerzanfälligkeit im späteren Leben führen. Man spricht dann von einer sog. *stressinduzierten Hyperalgesie* (SIH). Hyperalgesie bedeutet, dass normale Reize aus dem Nervensystem schmerzhaft verarbeitet werden.

Bei der stressinduzierten Hyperalgesie handelt es sich daher um ein schweres Krankheitsbild, bei dem sich aber durch Verbesserung der Stressimmunisierung auch eine Linderung des Schmerzes herstellen lässt. Eine Form der SIH ist die somatoforme Schmerzstörung, die Sie schon bei Frau Sabine T. im 2. Kapitel kennen gelernt haben. Auch die meisten Formen der Fibromyalgie (Schmerzen am ganzen Körper) sind nach neueren Forschungsergebnissen auf eine stressinduzierte Hyperalgesie zurückzuführen.

> Chronischer Stress kann Schmerz nicht nur verstärken, sondern die Hauptursache chronischer Schmerzen sein.

Da es nicht möglich ist, das Erlebte ungeschehen zu machen, arbeitet man in der Therapie im Gespräch zunächst an den Lebensgrundlagen und Beziehungserfahrungen. Man versucht die engen Grenzen des Umgangs mit Stress durch neue Erfahrungen zu erweitern. Dabei spielt auch das Körpererleben eine wichtige Rolle. Dies ist ein anspruchsvoller und längerer Prozess, der aber bei guter Entwicklung durchaus zu dauerhafter Schmerzfreiheit führen kann.

Der Vollständigkeit halber sei hier erwähnt, dass es bei bestimmten Krankheitsbildern durch die Einwirkung von chronischem Stress auch zu einer Schmerzminderung kommen kann. Man spricht dann von stressinduzierter Analgesie. Dies ist jedoch selten und bezieht sich z. B. auf schwere Persönlichkeitsstörungen, Essstörungen oder Posttraumatische Belastungsstörungen.

Zusammenarbeit bei der Behandlung

Nachdem wir uns in diesem Kapitel ausführlich mit verschiedenen Symptomen und Störungen beschäftigt haben, soll abschließend noch etwas zur Behandlung gesagt werden. Am Ende des vorherigen Kapitels ging es um die Aufgaben der Ärzte und Therapeuten und die Rolle des Patienten. Nicht einer allein ist wirksam, beide können durch eine gute Zusammenarbeit das Therapieergebnis verbessern.

Wenn wir heute die Behandlung von Stress, Burn-out, Depression, Ängsten, Schlafstörungen oder Schmerzen planen, kommt es auf eine gute Zusammenarbeit an. Aber nicht nur Arzt und Patient sind hier gefragt. Auch die verschiedenen Behandler müssen aufeinander abgestimmt handeln, um eine gute Wirkung zu erzielen.

Bei der Aufzählung der Therapieelemente ist Ihnen sicherlich aufgefallen, dass die zum Teil sehr unterschiedlichen Therapieansätze nicht von einer Person alleine durchgeführt werden können. Schon die Diagnostik von Schmerz, Depression, Angst und Schlafstörungen bezieht verschiedene Fachdisziplinen ein. Bei der Differentialdiagnose werden bestimmte Krankheiten ausgeschlossen, bevor man sich positiv auf eine Diagnose festlegt und den Menschen zielgerichtet behandeln kann.

Nehmen wir das *Beispiel der chronischen Schmerzen*. Die bio-psycho-soziale Diagnosestellung verlangt eine ärztlich-körperliche Untersuchung, eine psychologisch-psychosomatische Befunderhebung und bei Schmerzen des Bewegungsapparates auch die Untersuchung und Einschätzung durch einen Physiotherapeuten oder Krankengymnasten.

In der Therapie kommen oft noch weitere Berufsgruppen hinzu. Dies können je nach Praxis oder Klinik medizinische Fachkräfte (früher Arzthelferin), Mitarbeiterinnen und Mitarbeiter aus der Pflege, Ergotherapie, Psychologie, Sozialarbeit und Sporttherapie sowie Fachärztinnen und Fachärzte sein. Jeder Mitarbeiter trägt seinen Teil zur Therapie bei und es gilt sehr darauf zu achten, dass eine gute Abstimmung untereinander erfolgt.

Eine interdisziplinäre Zusammenarbeit bedeutet, dass alle Mitarbeiter aufeinander abgestimmt den Patienten behandeln. Dazu müssen sich die Beteiligten zu Teambesprechungen treffen, bei denen sie sich über die Therapie austauschen. Dies bedeutet nicht, dass alle der gleichen Meinung sein müssen, die Ziele sollten jedoch für alle gleichermaßen verbindlich sein.

Teambesprechung bedeutet auch nicht, dass alle Mitarbeiter das gleiche Verständnis von chronischem Schmerz haben.

Günter M. (Anästhesiologischer Schmerztherapeut) meint: »Zuerst einmal gebe ich dem Patienten schmerzlindernde Medikamente, auch Opiate. Die kann man gut als Pflaster nehmen und dosieren. Wenn ich nach 2–3 Monaten keine Besserung erreicht habe, schicke ich die Patienten zur Psychologin.«

Petra F. (Orthopädin): »Zuerst mal mache ich Diagnostik. Ohne Diagnose keine Therapie! Bei Rückenschmerzen können wir viel tun: Quaddeln, gezielte Injektionen, Blockaden und tägliche Medikamente. Wenn alles nicht hilft, denke ich auch an notwendige Operationen.«

Michael S. (Physiotherapeut) meint: »Bewegen, bewegen, bewegen! Wir fangen langsam an und bauen in 3–4 Wochen systematisch ein Bewegungsprogramm für den Patienten auf.«

Monika T. (Psychologische Psychotherapeutin) meint: »Zuerst mal informieren wir den Patienten ganz genau über seinen Schmerz. Das nennen wir Psychoedukation. Manche Kolleginnen und Kollegen arbeiten mit der Analyse von Kognitionen und Schemata beim Patienten. Ich selbst habe gute Erfahrungen mit imaginativen Traumreisen gemacht.«

Klaus P. (Psychosomatik): »Schmerz ist doch immer Stress. Da helfen Opiate überhaupt nicht. Die müssen erstmal entzogen werden, bevor wir die Therapie beginnen können. Aber Therapie allein hilft nicht, wenn der Schmerzpatient nicht auch seinen Lebensstil ändert.

Wenn Sie diese Aussagen nebeneinander stellen, können Sie bemerken, dass jede Therapeutin und jeder Therapeut den Schmerz aus seiner Sicht einschätzt und behandelt. Jede und jeder nimmt aber nur einen Teil des Problems wahr, die Therapievorstellungen sind extrem unterschiedlich und im Endeffekt arbeiten sie dadurch zum Teil gegeneinander. Der Patient wird eher verwirrt durch diese ganz unterschiedlichen Ansätze.

Nur wenn die Therapeutinnen und Therapeuten eines Patienten das gleiche bio-psycho-soziale Krankheitsverständnis haben und auf dieser Basis in die gleiche Richtung arbeiten, erhöht das die Wirksamkeit erheblich. Dies nennt man dann *transdisziplinäre Zusammenarbeit*.

Leider ist ein transdisziplinäres Arbeiten in der heutigen Medizin kaum möglich. Teamarbeit wird zwar verlangt, aber finanziell nicht honoriert. Derzeit sind Einzelleistungen abrechenbar und werden unterschiedlich hoch bewertet. Die beim transdisziplinären Arbeiten vermehrt notwendige Zeit zur Abstimmung untereinander ist bei den heutzutage auf schnelle Effektivität angelegten Abläufen nicht vorhanden. Transdisziplinarität ist im derzeit völlig auf Ökonomie ausgerichteten Medizinsystem nicht zu verwirklichen. Dennoch kann auch eine Utopie ein Ziel sein, dem man sich nähern kann.

Aufgabe der Patientinnen und Patienten gemeinsam mit den Therapeutinnen und Therapeuten ist es, aus der Fülle der Möglichkeiten die für sie individuell wirksamen Dinge achtsam kennen zu lernen und achtsam zu üben. Dadurch kann eine Alltagstauglichkeit entstehen und Lebensstiländerung im Sinne der Achtsamkeit wirksam werden, die den Fokus auf Handlungsfähigkeit und zunehmender Selbstkompetenz hat. Das Erleben von Handlung, Handlungsfähigkeit und Selbstkompetenz führt zur Schmerzreduktion.

Hartmut G. (58 J.) drückt dies so aus: »Schmerzen habe ich immer noch. Aber ich nehme keine Medikamente mehr. Ich mache wieder Sport, bin aktiv und habe sogar ein Ehrenamt übernommen. Mit den Schmerzen habe ich umgehen gelernt. Wichtig war ein Team von Therapeutinnen und Therapeuten, die sehr achtsam mit mir und meinem Schmerz umgegangen sind. Der Schmerz ist mir jetzt nicht mehr so wichtig. Ich habe mich verändert. Diese Veränderung hält durch meine tägliche, neue Routine an.

Angefangen bei den morgendlichen Momenten, unter denen ich die Schönen heraussuche und die ich nun wahrnehme, über neue, gute Körperübungen bis hin zu den Konflikten am Arbeitsplatz, die ich jetzt mit größerem inneren Abstand wahrnehme. Ich habe mir einen eigenen Sport daraus gemacht, witzige, also wirklich gute Bemerkungen dazu zu machen. Für mich ist das die beste Möglichkeit, mit dem Stress der Alltagswelt umzugehen, und es hat dazu geführt, dass die Stimmung auch mal aufheitert. Zwischendurch gönne ich mir öfter eine Auszeit im Sekunden- bis Minutenbereich zur körperlichen und geistigen Entspannung. An der Ausdauer arbeite ich noch. Das ist nicht so einfach und ich überlege, ob ich ein Fitnessstudio besuche, auch wenn das ganz schön teuer ist.

Alle diese Dinge zusammen haben natürlich Zeit gebraucht, bis ich das tatsächlich umsetzen konnte. Es gibt auch Tage, an denen die Achtsamkeit mir mehr oder weniger gelingt. Ich weiß auch nicht, ob das jedermann so machen könnte. Aber für mich ist das mein Lebensweg in Achtsamkeit.«

4 Täglich 37 achtsame Minuten gegen Stress und Schmerz

Warum 37 Minuten?

Ein sehr erfahrener Therapeut wurde einmal von seinem Patienten gefragt, wie viel Zeit er (der Patient) denn jeden Tag aufbringen müsse, um wirksam seinen Stress zu lindern. Der Therapeut stellte zunächst die Frage: »Wie viel Zeit wären Sie denn bereit, täglich etwas gegen Ihren Stress zu tun?« Als nach einigem Zögern die Antwort: »15 bis 20 Minuten« kam, fragte er weiter: »Und wie viel, denken Sie, müssten Sie jeden Tag aufwenden, damit es Ihren Stress wirklich beeinflusst?« Sofort kam die Antwort: »Na, bei dem Stress, den ich jeden Tag habe, wenigstens zwei bis drei Stunden am Tag!« – »Nun, da kann ich Sie beruhigen«, antwortete der Therapeut, »es genügen im Durchschnitt auch bei starkem Stress 37 Minuten. Wenn Sie sich über den Tag verteilt 6- bis 8-mal 5 Minuten Zeit für sich nehmen, wird sich Ihr Stressverhalten verändern.«

Als der Therapeut später gefragt wurde, welche wissenschaftliche Untersuchung diese 37 Minuten festgestellt habe, antwortete er: »Es gibt keine Studie darüber. Hätte ich mehr genannt, z. B. über 60 Minuten, käme die Antwort: So viel Zeit habe ich nicht. Hätte ich weniger Minuten genannt, mich auf die 15 bis 20 Minuten eingelassen, hätte ich selbst an der Wirksamkeit gezweifelt. Wenn ich etwas beeinflussen will, egal ob Stress, Schmerz, Ängste oder Schlafprobleme, liege ich mit einem Zeitraum zwischen 30 und 45 Minuten meistens richtig.«

Eine kluge Antwort. 6- bis 8-mal 5 Minuten jeden Tag, das klingt machbar. Wir haben vor einigen Jahren festgestellt, dass die Idee mit den 37 Minuten täglich gut zu unserem Konzept passt, wie wir Menschen mit chronischem Stress und andauernden Schmerzen Achtsamkeit immer wieder näher bringen können. Daher stellen wir dem Patienten anfangs die gleichen Fragen wie der erfahrene Therapeut. Wir haben die interessante Erfahrung gemacht, dass es zwei unterschiedliche Gruppen von Menschen gibt:

Frau Roswitha S., 54 Jahre alt, hat in ihrem Leben als Reinigungskraft viele Jahre lang schwere körperliche Arbeit geleistet. Ihre Schmerzen in Rücken und Gelenken sieht sie als Verschleißerscheinungen des Körpers an.

Immer häufiger ist sie krankgeschrieben. Sie nutzt jede Möglichkeit, sich und ihren Körper zu schonen und hat das Konzept, dass jede Bewegung ihre Schmerzen verschlimmert. In der Behandlung möchte sie gerne Fango und Massage, Schmerzmittel und Spritzen. Dass sie selbst aktiv werden könnte, um ihren Schmerz zu beeinflussen, ist ihr fremd.

Frau Sabine T. kennen Sie schon von den Schmerztagebüchern aus Kapitel 2. Sie setzt in ihrem Leben ganz auf Aktivität. Mit den 37 Minuten kann sie wenig anfangen, da sie ohnehin mehrere Stunden am Tag aktiv ist. Früher nutzte sie jede Treppe zum Laufen. Sie hat ein Fitnessarmband und ist sehr enttäuscht, wenn sie auf weniger als 10 000 Schritte am Tag kommt. Sie leidet sehr unter den anhaltenden Schmerzen, fühlt sich ausgebremst und würde wesentlich mehr als 37 Minuten am Tag investieren.

Frau S. und Frau T. geben uns Beispiele für sehr entgegengesetzte Vorstellungen, die Menschen über Schmerzen haben können. Daher sollten beide für die 37 Minuten auf unterschiedliche Weise motiviert werden. Inhaltlich sollte der achtsame Zeitraum mit jeweils individuellen, therapeutischen Elementen gefüllt sein.

 Frau S. wird vermittelt, dass die 37 Minuten in Portionen von 4–5 Minuten über den Tag verteilt werden sollten. Dies sind dann jeweils kurze Pausen mit sanfter Bewegung, Ruhe, etwas Genuss und Regeneration. Ihr wird vermittelt, die Übungen nicht als Belastungen zu sehen (»Jetzt muss ich neben den anderen Dingen auch noch den ganzen Tag etwas gegen die Schmerzen tun!«), sondern sich darauf einzustellen, dass jede Übung eine kleine Pause zur Regeneration sein sollte. Wir haben mit ihr den Begriff »Schmerz-lass-nach-Ritual« entwickelt.

Frau T. wird vermittelt, dass die 37 Minuten einen Ausgleich darstellen sollen und ihre Aktivität nicht gebremst werden sollte. Grundsätzlich ist gesunde körperliche Aktivität der Patienten eine wichtige Basis in der Therapie chronischer Schmerzen. Ein Zuviel an Aktivität kann den Schmerz auch verstärken. Daher können die 37 Minuten bei Frau T. einen Ausgleich und eine Regeneration bedeuten. Inhaltlich konkret in Form von Innehalten – sich eine kleine Auszeit gönnen, genussvoll entspannen oder das Kopfkino etwas fließen lassen. Ruhe und einfache Entspannungsübungen scheinen ihr nicht gut zu tun. Sie sollte die 37 Minuten daher mit achtsamer innerer Aktivität füllen, statt nur körperliche Aktivität von sich zu fordern.

Frau S. und Frau T. haben sich bei der multimodalen Schmerztherapie in einer Tagesklinik kennen gelernt. Neben vielen wichtigen Informationen haben beide unterschiedliche Übungen erlernt, die sie in den 37 Minuten anwenden können. Diese Übungen lassen sich von der Zielrichtung her untergliedern in Übungen zu:

- *Bewegung*
- *Entspannung*
- *Ablenkung, Achtsamkeit und Genuss*

Folgende Bewegungsübungen haben beiden besonders gut gefallen (Tab. 4.1):

Track 4	Der Schrankenwärter
Track 6	Der Kirschenklauer
Track 8	Der Stadtrat
Track 12	Frau Müller – Frau Meier
Track 14	Nein, Waldi, der Kühlschrank bleibt heute zu

In der Gruppe haben sie folgende *Entspannungsübungen* gelernt (Tab. 4.2):

Track 2	4711, der Atemcode
Track 7	In den Atem schwingen
Track 13	Aktives Kopfkino entspannt
Track 18	Der kurze Jacob (Einführung Track 17)

Besonders interessant, aber auch anspruchsvoll fanden beide die Übungen zur *Achtsamkeit und Aufmerksamkeitslenkung* (Tab. 4.3):

Track 3	Der Bodyscan für zwischendurch
Track 5	Wenn Geräusche stören
Track 10	Das Gedankenpendel (Track 9: Einführung)
Track 11	Bodyscan und Imagination
Track 15	Wie ich meinen Schmerz beeinflussen kann

Bewegungsübungen

Die Bewegungsübungen wurden in den 90er Jahren mit erfahrenen Sporttherapeuten und Krankengymnasten entwickelt. Sie werden im Stehen und mit offenen Augen durchgeführt, wichtig ist dabei ein guter Stand. Alle Übungen können unbedenklich einfach mal ausprobiert werden, sie haben sich als sehr hilfreich für den Alltag erwiesen. Zu beachten ist jedoch, dass diese Übungen nicht in Situationen, die unsere Aufmerksamkeit fordern, wie z. B. im Straßenverkehr oder bei der Bedienung von Maschinen, durchgeführt werden sollten. Um die Wirksamkeit der Übungen zu verstärken, haben wir ihnen lustige Namen gegeben und sie mit einem positiven Bild oder einer Geschichte verbunden, wie Sie das auf der CD hören können. So werden Worte, Bilder und lockernde Bewegung gemeinsam genutzt, um Achtsamkeit und Genuss zu erleben.

Sie finden im Folgenden Anleitungen und Abbildungen zu den einzelnen Übungen.

Der Schrankenwärter

Der Schrankenwärter ist eine Übung, mit der alle großen Gelenke, die gesamte Wirbelsäule und der Bauch etwas gelockert werden können. Mit anderen Worten: Mit einer einfachen Schwingbewegung werden der ganze Körper und die inneren Organe gelockert.

Beide Füße stehen etwa schulterbreit, die Fußspitzen leicht nach außen, die Fersen etwas näher zusammen, die Arme hängen locker am Körper. In dieser Haltung ist ein leichtes Hin- und Herschwingen mit dem Oberkörper möglich, so dass man dabei abwechselnd nach rechts und nach links schaut und damit klären kann, von welcher Seite der Zug kommt.

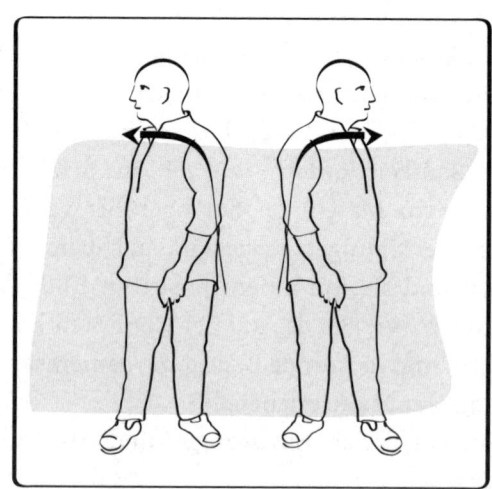

Der Kirschenklauer

Der Kirschenklauer ist eine Bewegungsübung zur Streckung des Körpers, so dass man sogar die Kirschen des Nachbarn über den Zaun hinweg erreichen könnte.

Beide Füße stehen wieder schulterbreit. Wir lockern uns etwas und schütteln die Arme aus. Dann heben wir den gestreckten rechten Arm seitlich an und lassen die geöffnete Hand einen großen Bogen über den Kopf hinweg zur linken Seite machen. Dabei heben wir die rechte Ferse leicht an, verlagern das Körpergewicht auf das linke Bein und strecken den ganzen Körper nach links in Richtung der erhobenen Hand. Die Hand geht dadurch weit nach links oben und kann dort eine Menge süßer Kirschen erreichen.

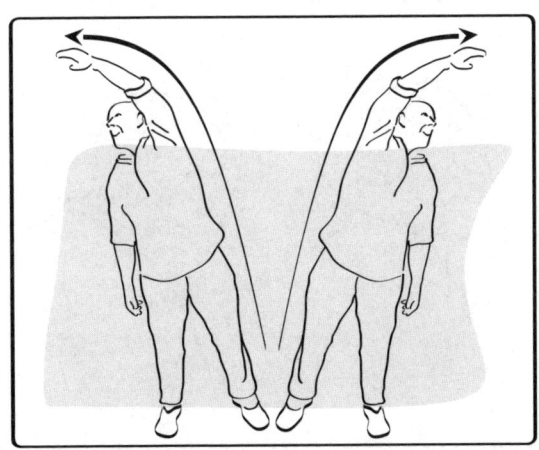

Der Stadtrat

Der Stadtrat ist eine ganz einfache, sanfte Bewegungsübung zur Lockerung der Muskulatur in Halswirbelsäule und Nacken und kombiniert Bewegung und Atmung. Die Übung kann im Stehen und im Sitzen durchgeführt werden. Die Zustimmung bei einer wichtigen Entscheidung gibt der Stadtrat mit einem langsamen Nicken des Kopfes nach vorne. Wir heben den Kopf mit der Einatmung leicht an und lassen ihn dann mit der Ausatmung langsam nach vorne sinken. Das Kinn nähert sich dadurch etwas dem Brustkorb. Bei der nächsten Einatmung geht der Kopf wieder nach oben und neigt sich sanft etwas nach hinten in den Nacken und mit der Ausatmung wieder nach vorne.

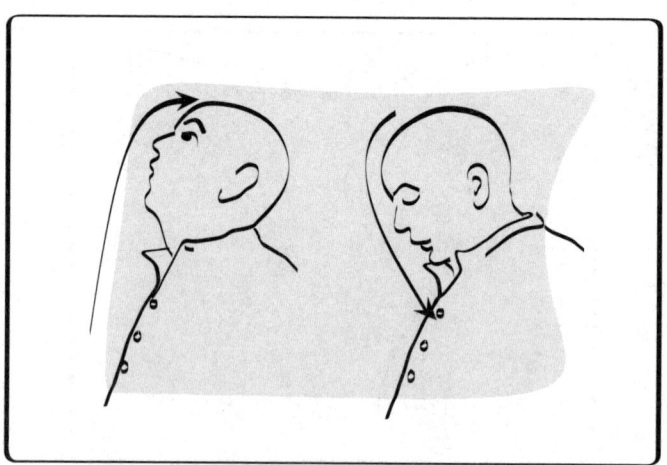

Frau Müller – Frau Meier

Diese Übung ist eine einfache Kopfbewegung zur Entlastung der Halswirbelsäule und Kopfgelenke. Während wir beim Stadtrat mit dem Kopf nach vorne genickt haben, drehen wir jetzt den Kopf zur Seite und nicken nach rechts und links. Im Unterschied zum Stadtrat ist die Nickbewegung hier nur sehr klein.

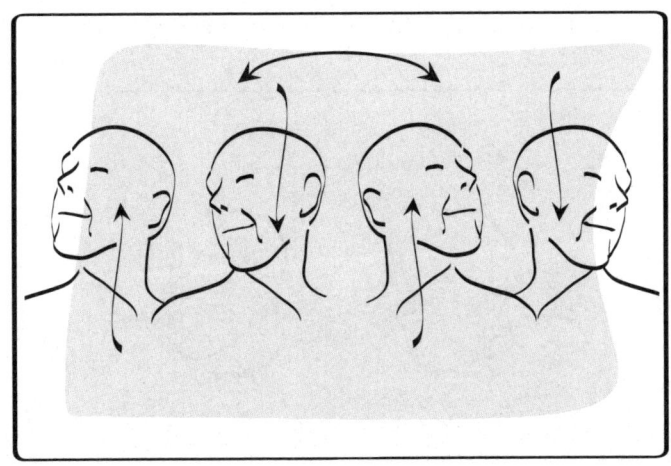

Nein, Waldi, der Kühlschrank bleibt heute zu

Wir stellen uns vor, dass der Dackel Waldi vor unseren Füßen sitzt. Wir neigen den Kopf nach vorne, schauen ihn an, schütteln den Kopf und murmeln den Satz: «Nein, Waldi, der Kühlschrank bleibt heute zu!» Die genaue Geschichte findet sich auf der CD.

Dieses Kopfschütteln wirkt besonders gut auf den oberen Teil der Halswirbelsäule, da während dem Nach-vorne-Neigen der untere Teil der Halswirbelsäule von der Muskulatur etwas gehalten wird.

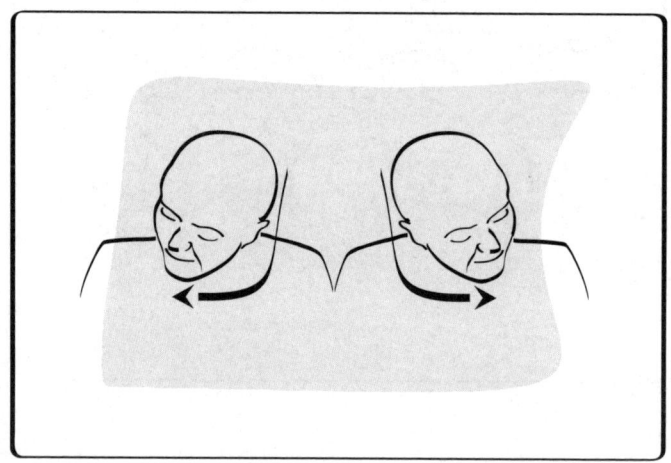

Zeitrahmen und Wiederholungen der Bewegungsübungen

Die Bewegungsübungen sind nicht als ein Training gedacht, sondern dienen der achtsamen Körperwahrnehmung und Lockerung. Sie fokussieren auf unterschiedliche Bereiche des Körpers. Grundsätzlich ist es sinnvoll, diese Übungen täglich durchzuführen. Dabei wird man v. a. die Übungen auswählen, die besonders gefallen und Spaß machen.

In der Regel wird man 3- bis 5-mal am Tag die Bewegungen mit 10 bis 20 Wiederholungen durchführen. Je nach persönlichen Bedürfnissen lässt sich diese Empfehlung auch variieren. Bei Bildschirmarbeit empfiehlt sich beispielsweise stündlich: Stadtrat, Frau Müller – Frau Meier, Waldi, jeweils fünf Wiederholungen. Im Außendienst wird man nach dem Aussteigen aus dem Auto den Schrankenwärter und den Kirschenklauer durchführen.

Die Entspannungsübungen – Aktive Entspannung

Entspannungsübungen wirken im vegetativen Nervensystem durch eine Umschaltung vom aktivierenden zum beruhigenden, regenerierenden System. Dabei wird Adrenalin gebremst und der Botenstoff Serotonin aktiviert. Im zweiten Kapitel wird die wichtige Rolle des Serotonins für Stimmung, Schlaf, Schmerz und Stress ausgeführt. Entspannungsverfahren wirken über die Lenkung und Konzentration der Aufmerksamkeit auf den Körper. Sie verstärken die achtsame

Wahrnehmung von Muskulatur, Durchblutung und Atmung. Übungen zur Entspannung wirken beruhigend und stressmindernd, verbessern den Schlaf und wirken stimmungsausgleichend. Regelmäßig mehrfach täglich angewendet, fördern sie auf sehr einfache Weise die Widerstandskraft von Körper und Seele. Besonders kurze Entspannungsübungen sind eine wirksame Unterstützung vor allem bei Stress und Schmerz.

Obwohl viele Menschen Autogenes Training und/oder Progressive Relaxation, z. B. in Vorsorgekursen oder bei Rehabilitationsbehandlungen, kennen gelernt haben, können leider nur wenige die Entspannung für sich nutzen. Die Übungen werden häufig im Liegen und über eine Zeitdauer von 15 – 20 Minuten angeleitet. Übungen in dieser Form sind mit dem praktischen Berufsalltag kaum vereinbar.

Nur wenige Menschen haben die Möglichkeit, in ihrem Alltag die üblichen 20 Minuten Progressive Relaxation dreimal durchführen. Kaum ein Teilnehmer hat wirksame Kurzübungen für den Alltag vermittelt bekommen.

Eine gute Entspannung kann schon mit drei- bis fünfmal drei Minuten Durchführung pro Tag gelingen. Dazu ist es günstiger, die Übungen im Sitzen zu erlernen.

Damit Entspannungsübungen gut in den Alltag aufgenommen werden können, haben wir nur kurze Sequenzen ausgewählt. Übungen, die länger als 5 Minuten dauern, sind für die meisten Menschen nicht alltagstauglich und geraten daher schnell in Vergessenheit. Die

Dauer der Übung »4711, der Atemcode« liegt bei 60 bis 90 Sekunden. Auch die Übung »In den Atem schwingen« nutzt den Atemrhythmus und kann in der Dauer zwischen ganz kurz und länger variiert werden. »Aktives Kopfkino entspannt« nutzt bewegte Bilder, die unsere Gedanken und Gefühle begleiten können. Unsere innere Erlebniswelt bewirkt, dass Bilder sich zu einem inneren Film zusammenfügen können, einer Art Traum bei wachem Bewusstsein. Die Erfahrung zeigt: Je öfter wir Entspannungsübungen mit Kopfkino verbinden, desto intensiver werden die entspannenden inneren Bilder. Da Musik von den eigentlichen Inhalten ablenken würde, haben wir ganz darauf verzichtet.

»Der kurze Jacob« (CD Track 18) verbindet Elemente der Progressiven Relaxation nach Jacobson mit dem Autogenen Training zu einer fünfminütigen Entspannungsübung. Obwohl wir die Muskelbewegungen und Anspannungen mit bildhaften Vorstellungen verbinden, kann die Übung auch mit offenen Augen im Alltag durchgeführt werden. Das Besondere bei der Durchführung ist, dass die Muskeln nur ganz sanft angespannt werden und die Phasen von Anspannung und Entspannung gleich lang sind. Als Zeitgeber nutzen wir die Atmung: drei langsame Atemzüge anspannen, drei Atemzüge entspannen. Das Schließen der Hand begleiten wir mit der Vorstellung, dass wir einen kleinen Schmetterling gefangen haben, den wir sicher auf eine Wiese bringen wollen. Das Strecken und Heben der Hand verbinden wir mit der Vorstellung, dass wir jemandem ein Hallo zuwinken. Die dritte Muskelbewegung nennen wir den Nachdenker, weil wir so dasitzen, als ob wir über etwas nachdächten.

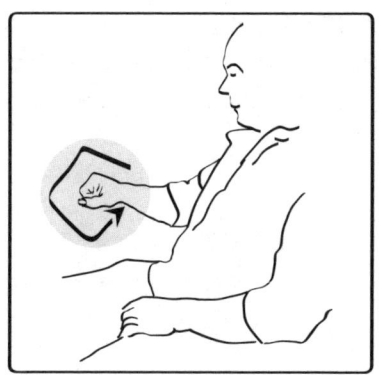
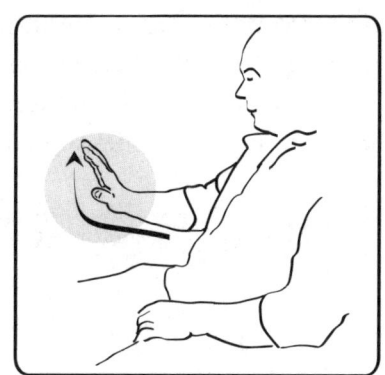
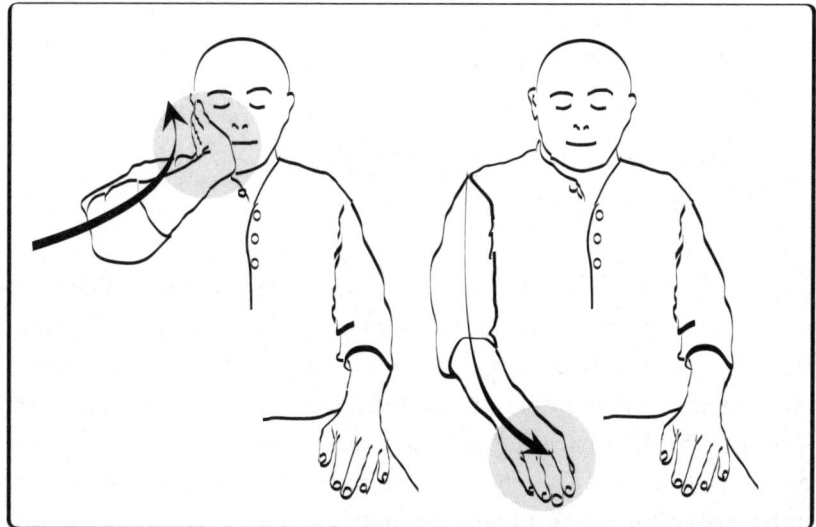

Achtsamkeit und Aufmerksamkeitslenkung

Im ersten Kapitel haben wir ausgeführt, dass wir Achtsamkeit nicht, wie sonst üblich, von Aufmerksamkeit und Konzentration trennen, sondern sie miteinander kombinieren.

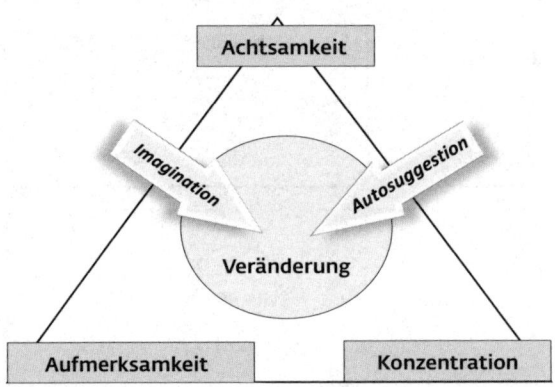

Abb. 4.13 Dreieck der Veränderung

Unsere Übungen zur Achtsamkeit integrieren daher gezielt Elemente zur Aufmerksamkeitslenkung und Verbesserung der Konzentration, insbesondere auch, um die Übungen wirklich kurz halten zu können. Der Bodyscan im Mindfulness-Based Stress Reduction Training (MBSR) nach Kabat-Zinn beansprucht eine Zeitdauer von bis zu 45 Minuten. Das ist ein Zeitrahmen, den gesunde Menschen unter Anleitung durchaus gut gestalten können.

Menschen, die unter starkem Symptomdruck stehen (starker Schmerz, Stress, Grübeln, Schlaflosigkeit u. Ä.), halten solche Zeiträume nicht durch und profitieren nicht davon. Unser »Bodyscan für zwischendurch« (CD Track 3) geht nur über fünf Minuten und wird in der Übung »Bodyscan und Imagination« (Übung 11) mit Kopfkino ergänzt.

Die Übungen »Wenn Geräusche stören«, »Das Gedankenpendel« und »Wie ich meinen Schmerz beeinflussen kann« vermitteln Strategien, wie ich meine Konzentration verbessern und dadurch die Aufmerksamkeit weg von belastenden Symptomen lenken kann.

Unsere beiden Patientinnen haben während der multimodalen Schmerztherapie verschiedene Übungen kennen gelernt und entsprechend ihren Persönlichkeiten unterschiedliche Vorlieben entwickelt.

Frau S. konnte besonders vom Bodyscan mit Imagination profitieren. Es kam ihr entgegen, dass sie bei diesen Übungen nicht sehr aktiv sein musste.

Frau T. wertete diese ruhigeren Übungen als »Rentnerübungen« ab, was Frau S. zunächst kränkte. Frau S. konnte jedoch dann akzeptieren, dass die Übungen »Gedankenpendel« und die »Schmerzfokussierung« dem aktiven Typ von Frau T. entsprechen und der Mitpatientin damit näher liegen.

Zum Ende der Schmerztherapie wurde die *Übung zur Schmerzfokussierung* angeleitet, die beiden Patientinnen Schwierigkeiten bereitete.

Die Therapeutin erklärte dazu: »Diese Übung ist anspruchsvoll. Sie brauchen Geduld und achtsame Bereitschaft für neue Erfahrungen. Die Schmerzfokussierung ist eine sehr wirksame Form zur Schmerzbeeinflussung. Sie entfaltet ihre Wirkung, je mehr Erfahrung Sie damit sammeln. Wie wirksam Sie Ihren Schmerz damit beeinflussen können, werden Sie selbst im Verlauf feststellen.« (CD Track 15)

Die Schmerztherapeutin betonte auch, dass die verschiedenen Übungen ihre Wirkung entfalten, wenn sie regelmäßig durchgeführt werden (täglich), und ganz kurze Übungen zur Achtsamkeit (z. B. einige Sekunden mit achtsamen Atemzügen innehalten – 4711, der Atemcode) im Laufe der Zeit immer wirksamer werden.

Das Schmerz-lass-nach-Ritual

Zum Ende der multimodalen Therapie entwickelten alle Teilnehmer ein »Schmerz-lass-nach-Ritual«. Jeder Teilnehmer füllte die 37 Minuten je nach persönlichen Bedürfnissen mit geeigneten Übungen und Tätigkeiten aus, um aktiv bzw. vorsorgend Stress und Schmerz wirksam zu begegnen.

Ein *Schmerz-lass-nach-Vorsorge-Ritual* hat daher folgende Inhalte:

- Es sollte kurzdauernd sein, maximal 5 – 6 Minuten beanspruchen.
- Es sollte aus mindestens 3 der folgenden Elemente bestehen: Bewegung, Entspannung, Achtsamkeit, Ablenkung, Genuss, positive Gedanken oder Kopfkino.
- Der Ablauf bzw. die Reihenfolge sollte wirksam abgestimmt sein.
- Das Ritual sollte 3- bis 4-mal am Tag angewendet werden, auch dann, wenn kein Schmerz vorhanden ist.

Im Wesentlichen entsprechen diese Punkte den Überlegungen zur Achtsamkeit aus Kapitel 1.

Frau S. hatte zunächst keine Idee, wie sie ein solches Ritual zusammenstellen sollte. Der Therapeut gab ihr ein Blatt (Abb. 4.14), auf dem sie die Übungen, die ihr gefallen hatten, ankreuzen und vermerken konnte.

Daraus entwickelte sie dann folgendes 5-Minuten-Schmerz-lass-nach-Ritual (Abb. 4.15):

- Beginn: Der Schrankenwärter, 20 Sekunden
- Dann folgt: Der kurze Jacob, 3 Minuten
- Schluss: Gedanken oder E-Mail an die Enkel, die weiter entfernt wohnen, 2 Minuten.

Sie nimmt sich fest vor, dieses Ritual in den nächsten Wochen mehrfach am Tag durchzuführen.

Schmerz lass nach – Strategien für die 37 Minuten

Bewegungsübungen	Schrankenwärter, Kirschenklauer, Stadtrat / Waldi / Frau Müller-Meier
Entspannung	Der kurze Jacob, Atemreflexentspannung "Turbo"-Jacobson (Faust) Autogenes Training / Jacobson-Langform
Schmerzablenkung	z.B. beruhigende Gedanken, Ruhebild, Traumreise, Hobbys, Arbeit
	....
	....
Spannung abreagieren	....
	....
Genussvolle Tätigkeiten	....
	....
Medikamente	....
	....

Abb. 4.14 Schmerz-lass-nach-Ritual (s. auch Online-Material)

Frau T. hat sofort eine Menge Ideen. Ihr Ritual wäre danach über 20 Minuten lang gewesen. Mit der Therapeutin zusammen überlegt sie, welche Elemente bei ihr wirksam und insbesondere lustig sind.

- Sie beginnt mit dem Waldi (20 Sek.), spricht sich dabei aber selbst an und sagt: »Nein, Sabine, jetzt machst Du aber wirklich eine Pause.«
- Sie kocht sich einen Tee und macht danach den ersten Teil des kur-

zen Jacob (bis zum Schmetterling) und lässt ihren Gedanken mit dem Schmetterling freien Lauf.
- Sie kann mit dem Kopfkino wesentlich mehr anfangen als Frau S., die eher konkrete Handlungen in ihr Ritual einbaut (Abb. 4.15).

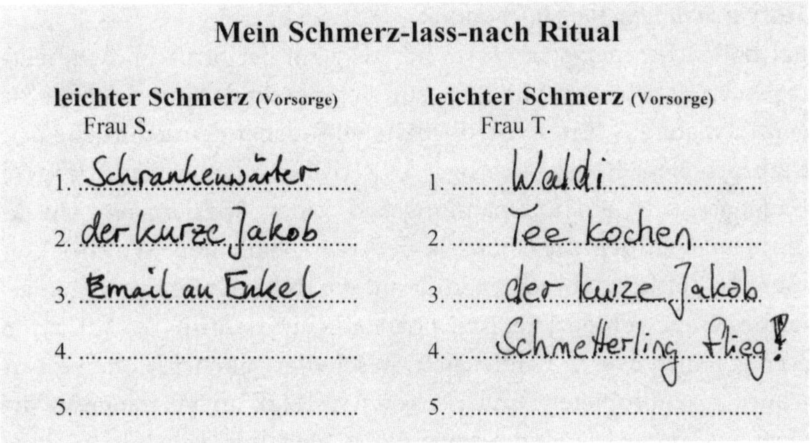

Mein Schmerz-lass-nach Ritual

leichter Schmerz (Vorsorge)
Frau S.

1. Schrankenwärter
2. der kurze Jakob
3. Email an Enkel
4.
5.

leichter Schmerz (Vorsorge)
Frau T.

1. Waldi
2. Tee kochen
3. der kurze Jakob
4. Schmetterling flieg!
5.

Abb. 4.15 Schmerz-lass-nach-Ritual bei Frau S. und bei Frau T.

Wir haben inzwischen mit einigen Hundert Patienten solche Rituale erarbeitet und wissen aus unseren Nachbefragungen, dass die persönlichen Rituale wirksam sind, wenn sie im weiteren Verlauf angewendet werden. Es hat sich dabei für viele bewährt, wenn sie zwei Rituale entwickeln:

> Ein Vorsorgeritual (kurz, 5 Minuten, mehrfach am Tag angewendet), s. o.
> Ein Therapieritual als »Notfallritual« (lang, nur bei starkem Schmerz)

Starker Schmerz, was hilft dann?

Bei hohen Schmerzstärken (höher als 7 auf der Skala im Schmerztagebuch) reichen 5 Minuten zur Schmerzlinderung erfahrungsgemäß nicht aus. Ein »Notfallritual« wird daher deutlich mehr Zeit beanspruchen. Es könnte sogar 1 – 2 Stunden dauern und längere Elemente, z. B. ein Entspannungsbad, einen Spaziergang, Musikhören, das Öffnen des Genusskoffers o. Ä. beinhalten. Welches Element bei starken Schmerzen lindernd wirkt, kann nicht verallgemeinernd gesagt werden. Hier ist die persönliche Erfahrung des Patienten gefragt. Auch dessen Bereitschaft, in schwierigen Situationen etwas Neues auszuprobieren, und ein gewisses Maß an Vertrauen in die eigene Wirksamkeit sind notwendig. In einzelnen Fällen ist es sinnvoll, ein solches Ritual mit der Einnahme eines Schmerzmittels zu beginnen.

Während der multimodalen Therapie haben die Patientinnen im Genusstraining für solche Situationen einen sogenannten »*Genusskoffer*« gepackt. Dazu haben sie zunächst einen leeren Schuhkarton genommen, in dem sie einige für sich selbst sehr wichtige Gegenstände aufbewahren, die ihnen gut tun. Beispielsweise finden sich darin: eine Postkarte mit einem besonderen Spruch, eine CD mit Musik, ein Foto, ein Schmunzelstein aus Ton, ein Duftstoff usw. Auch solche Gegenstände lassen sich gut in ein »Schmerz-lass-nach«-Ritual integrieren.

Autosuggestion – die Kraft unserer Gedanken

»Überleben im Stress« heißt der Titel eines Buches von Hannes Lindemann, das 1973 in großer Auflage erschien. Darin beschreibt der Arzt und Hochleistungssportler, wie er 1956 mithilfe des Autogenen Trainings als Erster in einem Serienfaltboot den Atlantik überquerte, ein Abenteuer, das vor ihm über 100 Menschen mit dem Leben bezahlt hatten. Bei einer früheren Atlantiküberquerung in einem Einbaum hatte er die Erfahrung gemacht, dass er physisch, technisch und navigatorisch gut vorbereitet war, psychisch dagegen nicht. Daher hatte er sich nun monatelang mit dem Autogenen Training auf diese Extremleistung vorbereitet. »Wer sich autogen entspannt, spart Kraft und Kalorien; er lebt ökonomischer als der verkrampfte Mensch. Tiefstes Entspannen führt zu Wohlbehagen. Wer sich richtig entspannen kann, vergisst seine naturgegebene Angst. Das Schlafbedürfnis nimmt ab, die Sitzunruhe lässt nach, man sitzt so entspannt, dass es nicht so schnell zu Sitzbeschwerden kommt« (Lindemann 1973).

Als entscheidend für den erfolgreichen Abschluss sah Lindemann jedoch die Arbeit mit Autosuggestionen und sogenannten Selbstverbalisierungen an (das Sprechen mit sich selbst). Durch das monatelange Einüben der formelhaften Vorstellungen »Kurs West« und »Ich schaffe es« war er mental in der Lage, die in der Einsamkeit zwangsläufig auftretenden Halluzinationen zu durchbrechen und immer wieder seine wache Reaktionsfähigkeit zum Überleben herzustellen.

Zugegeben: Das genannte Beispiel ist sicherlich nicht für unseren Alltag geeignet, sondern eher eine außergewöhnliche Form von gut geplanter und lange geübter Stressbewältigung bei extremen körperlichen und psychischen Herausforderungen. Lindemann konnte damit die »Kraft der Gedanken«, die Möglichkeiten der Einflussnahme auf eigene Gefühle, Gedanken und auf das Verhalten durch die systematische Entwicklung der persönlichen Vorstellungskraft belegen. Seither ist das Autogene Training lange Zeit synonym für erfolgreiche Stressbewältigung gewesen. Heute haben wir durch die Verhaltenstherapie, das mentale Training und das sog. positive Denken weitere systematische Ansätze der Stressbewältigung durch Anwendung von Autosuggestionen entwickelt.

Autosuggestionen und Selbstverbalisierungen können die Stress- und Schmerzbewältigung wirkungsvoll unterstützen. Die autosuggestiv wirksamen Wörter und Sätze werden aus dem persönlichen Erleben heraus gebildet, eingeübt und immer wieder an Veränderungen angepasst. Sie lösen einen Lernprozess aus, der durch ständige Wiederholungen zur Verstärkung, zur Aufnahme ins Unterbewusstsein und schließlich zur Automatisierung durch Signallernen führt.

So, wie ein Gegenstand aus dem o. g. Genusskoffer zum Signal für positive Gefühle und Serotoninaktivierung führt, können auch Worte und Gedanken zu einem Signal für Veränderungen werden.

Am besten und wirksamsten ist es sicherlich, Autosuggestionen zusammen mit einem Therapeuten zu erarbeiten. Denn nicht jedes Wort ist geeignet und es gilt, einiges zu beachten, wenn man versucht, die Kraft der eigenen Gedanken zu nutzen.

Wer die Arbeit mit Autosuggestionen einmal kennen lernen will, kann sich dabei an folgender Vorgehensweise in 4 Schritten orientieren:

- Entwickeln (Thema festlegen),
- Wiederholen (vertraut werden mit den eigenen Worten),
- Verändern (genauere Auswahl der Worte),
- Anwenden (Wirkung testen).

Entwickeln

Diese erste Phase ist besonders wichtig, da sie die Grundlage für das Gelingen der weiteren Schritte bildet. Zunächst geht es darum, das Thema festzulegen und einzugrenzen. Manchmal ist es schwierig, spontan auf gute Ideen zur Stärkung der Persönlichkeit zu kommen. Dabei können folgende Fragen helfen:

- Was genau ist das Problem?
- Welche Personen spielen eine Rolle?
- Was stört oder belastet mich?
- Was möchte ich verändern?
- Was soll stattdessen sein?
- Welches Ziel strebe ich an?

Es empfiehlt sich, die Gedanken zu diesen Fragen zumindest in Stichworten aufzuschreiben. Wenn wir die Fragen im Rahmen einer kurzen Meditation vertiefen, ergeben sich ähnlich wie bei einem Brainstorming oft neue Ideen, die ebenfalls unbedingt notiert werden sollten. Denn mit solchen aus der Tiefe der Persönlichkeit kommenden Assoziationen ist es wie mit den Träumen. Spontan ist die Erinnerung noch da, doch je mehr wir versuchen uns gezielt zu erinnern und darüber nachzudenken, desto mehr verschwindet der unmittelbare Eindruck und vor allem auch das damit verbundene Gefühl. Aus diesen Notizen können dann erste Ideen für Worte, Sätze und Bilder zur autosuggestiven Stärkung der Persönlichkeit entwickelt werden.

Wer eine Autosuggestion im Rahmen einer solchen Technik für sich alleine entwickelt, muss nicht Sorge haben, dass er möglicherweise etwas falsch macht. Es kann eigentlich nichts passieren, es sei denn, dass die Sätze nicht die erwartete Wirkung zeigen. Diese »Gefahr« kann verringert werden, wenn man z. B. folgende *sieben*

Regeln zur Bildung autosuggestiv wirksamer Worte und Sätze berücksichtigt:

1. Sie sollten kurz, prägnant und klar sein (wie in der Werbung).
2. Sie sollten das Problem und seine Veränderung möglichst präzise erfassen.
3. Sie sollten positiv formuliert sein (möglichst keine Verneinungen).
4. Sie sollten persönlichkeitsnah sein, d.h. der persönlichen Umgangssprache (ggf. Dialekt oder Muttersprache) entsprechen.
5. Sie sollten wahr sein (keine unrealistischen Ziele).
6. Sie sollten in möglichst einfacher und konkreter Sprache formuliert sein (keine nichtssagenden, abstrakten Begriffe).
7. Nicht zu schnell Wirksamkeit erwarten, Geduld bei der Anwendung.

Aus den Notizen wird dann ein erster Entwurf der Autosuggestion hergestellt. Passende Worte und Bilder werden unterstrichen, unpassende und nichtssagende weggestrichen.

Wiederholen

Aus diesem Rohentwurf erfolgt dann die Entwicklung von geeigneten und persönlich wirksamen Worten und Sätzen durch inneres Wiederholen in entspannten Situationen. Zu Beginn stehen z.B. die Begriffe »Erschöpfung« und »Schlafmangel«. Im weiteren Verlauf der

Überlegungen werden positive Begriffe wie z. B. »Kraft« und »Ruhe« gegenübergestellt und daraus Autosuggestionen formuliert wie »Ich spüre meine Kraft und finde meine Ruhe«. Dazu könnte das Bild kommen von Bäumen, die sich sanft im Wind hin und her wiegen, oder einem Schiff, das im Spiel der Wellen leicht hin und her schaukelt. Dieses erste Bild könnte sich beim Wiederholen aber auch ändern und von der sanften Bewegung in ein mehr statisches Bild der Stärke wechseln, z. B. die Rinde oder die Wurzel eines Baumes.

Manchmal ist dieser Prozess nicht so einfach, man fühlt sich allein gelassen und würde gerne mit jemandem reden. Natürlich kann man so persönliche Überlegungen nur mit sehr vertrauten Menschen teilen. Wenn dies nicht möglich ist, empfiehlt sich das Gespräch mit einem sog. *inneren Beobachter oder inneren Helfer*. Man nimmt sich etwas Zeit, setzt sich an einen ruhigen Ort und nimmt in der Vorstellung Kontakt mit dem inneren Beobachter auf. Dieser kann eine Person sein, die man gut kennt und zu der eine gute Beziehung besteht. Es kann aber auch ein Phantasiewesen sein. Wichtig ist das innere Gefühl, mit einem Gegenüber reden zu können und Fragen zu erörtern wie z. B. »... wie könnte ich etwas verändern? ... was könnte das Ziel sein?« Insbesondere wenn Gedanken auftreten, die die bisherige Arbeit in Frage stellen »... ob das wohl gut geht ... das schaffe ich nicht ... ob das wirklich hilft? ... die anderen werden das nicht akzeptieren, wenn ich das so mache ...«, kann der innere Beobachter wirklich zum inneren Helfer werden.

Der entscheidende Punkt ist jedoch die Geduld bei der Anwendung und das Vertrauen in die Kraft der eigenen Gedanken.

Verändern

Die so entwickelte Autosuggestion und das zugehörige Bild sollten nun den Tag begleiten. Sie werden im entspannten Zustand wiederholt innerlich formuliert und im Alltag angewendet. Zunächst wird üblicherweise nicht gleich das Problem angegangen, sondern immer wieder geprüft, wie passend und wirksam Satz und Bild wirklich sind. In der Phase der Veränderung werden Worte und Bilder oft spontan noch einmal neu zusammengesetzt und möglicherweise symbolisch verdichtet. So könnte eine weitere persönliche Modifikation zum Ausgangsproblem »Erschöpfung und Schlafmangel« dann in den Satz münden »Die Kugel der Ruhe findet die Mitte der Schale«.

Anwenden

Dieses Bild, das dann vermutlich einen sehr persönlichen Bezug zu eigenen Erlebnissen hat, wird immer wieder memoriert und mit positiven Gefühlen von körperlicher Entspannung verbunden, bis es in der Tiefe der Persönlichkeit gut verankert ist. Dann kann es in entsprechenden Belastungssituationen wirksam eingesetzt werden.

Ein Beleg für die Wirksamkeit dieses Vorgehens ist die Leitsatzbildung im Autogenen Training. Dabei wird ähnlich vorgegangen, oft jedoch mit Hilfe eines Therapeuten.

Wie in Kapitel 1 ausgeführt, gilt zu beachten, dass wir *autosuggestiv nur auf uns selbst Einfluss nehmen* können, nicht auf die Umgebung. Wir können aber unsere Persönlichkeit so stärken, dass wir mehr Profil zeigen und positiv auf die Umgebung wirken.

5 Lebensstiländerungen beginnen morgens

Besser auf neuen Wegen etwas stolpern,
als in alten Pfaden auf der Stelle treten.
    Chinesisches Sprichwort

Was Sie tun können, damit dieses Buch nicht im Bücherschrank landet

Tausende von Ratgebern zum besseren Leben, die irgendwann mal mit großem Interesse spontan angeschafft wurden, schlummern irgendwo im Bücherschrank. Millionen von Entspannungs-CDs, teilweise mit viel Werbung von den Krankenkassen zur Gesundheitsprävention verteilt, liegen ungenutzt irgendwo in deutschen Haushalten. Kurse zur Stressprävention werden mit viel Schwung begonnen, drei Monate später ist alles in Vergessenheit geraten. Wir Menschen reagieren mit vielen Erwartungen auf Neues, verlieren dann aber schnell das Interesse, wenn der *Reiz des Neuen im Alltag* wieder untergeht. So geraten selbst überzeugend gute Ansätze schnell in Vergessenheit. Vergessen hat aber auch sein Gutes, denn unser Gehirn wäre sonst ständig mit der Vergangenheit beschäftigt. Leider besteht oft ein Ungleichgewicht: Positive Dinge vergessen wir schnell, negative Erlebnisse wirken oft länger nach und belasten uns dadurch mehr.

Wenn Sie dieses Buch gekauft haben, wird das Inhaltsverzeichnis wohl auch bestimmte Erwartungen geweckt haben. Sie haben einiges mit Interesse gelesen und sicherlich auch in die CD hineingehört. Vermutlich haben Sie die eine oder andere Übung ausprobiert und auch schon erfolgreich angewendet. Den Schrankenwärter zur allgemeinen Lockerung, den kurzen Jacob für die schnelle Entspannung zwischendurch, 4711 für eine bessere Kontrolle von Stresssituationen und den Daumen 4, wenn gar nichts mehr sonst hilft. Sie haben die Erfahrung gemacht, dass es viele einfache Möglichkeiten gibt, ein besseres Wohlbefinden und gutes Leben zu erreichen.

Wir haben uns nun Gedanken gemacht, wie wir diesem Buch das Schicksal ersparen können, dass es ebenfalls irgendwann in Ihrem Bücherschrank landet und in Vergessenheit gerät. Wie kann dieses Buch nachhaltig in Ihnen wirken und wie können wir die Nachhaltigkeit erhöhen?

Möglicherweise haben Sie einige unserer Strategien schon bemerkt:

- Wir arbeiten sehr viel mit Bildern und besonders auch mit *bewegten Bildern*, die wir gerne *Kopfkino* nennen.
- Nach der Mehrfachcodierungstheorie von Bucci verbinden wir Bilder mit Worten und Körpererfahrungen, dies erhöht die Wirksamkeit. Unsere Beispiele sind sehr praxisnah und aus der Erfahrung wirksam.

- Weniger ist mehr. Einige wenige kurze Übungen über den Tag verteilt.
- Wir lassen Menschen zu Wort kommen, die Erfahrungen gemacht haben.

Wie sollten Strategien aussehen, die Sie weiter anwenden werden?
Es sollten

- kleine Ereignisse oder Momente sein,
- die täglich vorkommen
- und relativ wenig Zeit beanspruchen.
- Dabei ist wichtig, dass es Spaß macht,
- und es sollte unmittelbar wirken.
- Sinnvoll ist es, nicht zu viele verschiedene Momente zu nutzen,
- und manchmal ist es gut, sie in ein Ritual zu integrieren.

Bohnen und Rosinen für die Achtsamkeit

Wie soll das gehen mit dem Ritual? Unser Alltag verlangt heute üblicherweise sehr viel Aufmerksamkeit, Reaktionsbereitschaft und Anpassungsfähigkeit. Für einen achtsamen Umgang mit sich selbst, dem eigenen Körper und den Menschen, die um uns herum sind, bleibt oft nur wenig Zeit. Die 37 Minuten aus dem vorherigen Kapitel lassen sich vielleicht einige Zeit durchhalten, bald frisst uns der Alltag jedoch wieder auf. Wie können wir Achtsamkeit nachhaltiger umsetzen und auch über einen längeren Zeitraum dabei bleiben?

Ein Ritual kann dabei durchaus hilfreich sein. Sicherlich kennen viele Leser die Geschichte von dem italienischen Grafen, der sehr alt wurde, weil er ein Lebensgenießer par excellence war. Er nutzte Bohnen für die Erinnerung an achtsame Momente:

Niemals verließ er sein Haus, ohne sich zuvor eine Handvoll Bohnen einzustecken.

Er tat dies nicht etwa, um die Bohnen zu kauen, er nahm sie mit, um so die schönen Momente des Tages bewusster wahrzunehmen und um sie besser zählen zu können.

Für jede angenehme Kleinigkeit, die er tagsüber erlebte – zum Beispiel ein nettes Gespräch auf der Straße, das Lächeln seiner Frau und das Lachen seiner Kinder, ein köstliches Mahl, eine feine Zigarre, einen schattigen Platz in der Mittagshitze, ein Glas guten Weines – kurz: für alles, was die Sinne erfreute, ließ er eine Bohne von der rechten in die linke Jackentasche wandern.

Manche Begebenheit war ihm gleich zwei oder drei Bohnen wert.

Abends saß er dann vor dem Haus und zählte die Bohnen aus der linken Tasche.

Er zelebrierte diese Minuten.

So führte er sich vor Augen, wie viel Schönes ihm an diesem Tag widerfahren war, und freute sich des Lebens.

Und sogar an einem Abend, an dem er bloß eine Bohne zählte, war der Tag gelungen, hatte es sich zu leben gelohnt.

Diese Geschichte lehrt uns mehrere Aspekte der Achtsamkeit:

- Das Ritual mit den Bohnen ist genial einfach und sehr wirksam.
- Nicht die Anzahl der Bohnen ist entscheidend, sondern das tägliche Ritual.
- Jeder Tag zählt, auch wenn nur wenig Achtsamkeit möglich war.
- Das Ritual passt zum Lebensstil des Grafen.
- Erst die längerfristige Anwendung bewirkt das, was man dauerhaft »gutes Leben« nennen kann.
- Der Graf ist ein schönes Beispiel für das, was die Überschrift dieses Kapitels meint mit »Lebensstiländerungen beginnen morgens«.

Bohnen sind sehr praktisch zum Zählen von achtsamen Momenten. Sie sind jedoch nicht sehr schmackhaft und haben kein aromatisches Eigenleben. Um die Frage der Lebensstiländerung zu erläutern, haben wir daher für die Wahrnehmung der Achtsamkeit im Tagesverlauf eine weitere Frucht eingeführt.

Für solche Momente haben wir das Bild der *Rosine im zähen Teig des Alltags* genommen. Dieses Bild ist durch folgende Erfahrung entstanden, die Sie bestimmt auch kennen:

Sie sind morgens im Badezimmer und hören ein Lied im Radio, das Ihnen gut gefällt, das Sie im Schwung etwas mitzieht, Ihren Körper vielleicht etwas in Bewegung bringt, das Sie mitträllern. Beim Frühstück haben Sie diese kleine Episode im Bad vergessen und sind in Gedanken schon bei der Arbeit. Später am Arbeitsplatz hat Sie längst der graue Alltag eingeholt. So gegen 9.00 Uhr bei einer kurzen Pause merken Sie dann plötzlich, dass Sie den Refrain des Liedes vom Badezimmer vor sich hin summen. Sie merken auch, dass sich Ihre Stimmung dadurch etwas aufheitert. Das Lied hat also unbemerkt in Ihnen weitergewirkt. Wie eine Rosine in einem Teig, wenn er zum Hefekuchen wird, ihr Aroma an die unmittelbare Umgebung abgibt, so können auch kurze schöne Momente, die wir im grauen Teig des Alltags erleben, später in uns weiterwirken.

Die Kunst dabei ist, sich nicht die Rosine herauszupicken, sondern, im Gegenteil, sie dort zu belassen, damit sie in diesem Moment des Alltags wirken kann.

Zum Zählen der Momente dienen also die Bohnen, zum Genießen die Rosinen.

Alltagsstrategien der Achtsamkeit

Sicherlich gibt es in Ihrem Tagesablauf kleine Ereignisse, die jeden Tag vorkommen, oder auch Angewohnheiten, die mit positiven Gefühlen begleitet sind. Für die Rosinen sollten Sie Momente auswählen, die täglich vorkommen und wenig Zeit beanspruchen. Sie sollten Spaß dabei haben und auch das Gefühl, dass die Achtsamkeit in diesem Moment wirksam und hilfreich ist.

Denn nicht alle Angewohnheiten sind als Rosine geeignet:

Wenn Sie z. B. Ihren Radiowecker morgens genau auf 6.30 Uhr stellen und damit als erste bewusste Wahrnehmung des Tages die Stimme des Nachrichtensprechers hören, lässt sich daraus nur schwer eine Rosine formen. Üblicherweise hören Sie in den Nachrichten nichts Gutes, sondern eher von schlimmen Ereignissen und Katastrophen – und das ist mit Sicherheit nicht geeignet, uns positiv auf den Tag einzustimmen. Wenn Sie Ihren Wecker dagegen auf 6.24 oder 6.36 stellen, werden Sie immer von dynamischer Musik geweckt – das könnte dann eine Rosine sein.

Wenn Sie beim Kämmen Ihre ausgefallenen Haare im Waschbecken zählen oder in der Morgenzeitung als Erstes die Todesanzeigen aufschlagen, sind dies Angewohnheiten, die eher nicht als Rosinen geeignet sind. Auch das Freikratzen der zugefrorenen Autoscheiben oder der morgendliche Stau auf dem Weg zur Arbeit sind eher Störelemente, die uns Stress machen und unsere Stimmung verschlechtern.

Welche Situationen für Sie persönlich zu Beginn des Tages zu Rosinen werden könnten, liegt in Ihrer Hand. Es könnte der Kaffeeduft sein, der morgens durch die Wohnung zieht. Es könnte die Achtsamkeit sein, die Sie der Pflege Ihres Gesichtes morgens widmen. Es könnte auch der Moment sein, in dem Sie die Dusche von warm auf kalt stellen – dieser kleine Moment der Überwindung, von angenehmer Wärme auf erfrischende Kälte umzuschalten. Diese Entscheidung, die ich jeden Morgen erneut treffen kann: Bleibe ich bei der Wärme und nehme mir etwas mehr Zeit oder gehe ich zur Kälte und freue mich dann über die Energie und Wachheit, die sich mit einem Schlag in mir entwickelt?

In der Selbstachtsamkeit können wir zwischen inneren und äußeren Rosinen unterscheiden:

Innere Rosinen lenken die Achtsamkeit besonders auf den eigenen Körper, auf die Atmung oder auf eigene Gedanken und Phantasien. Dafür finden Sie auf der CD dieses Buches viele Beispiele, die Sie direkt ausprobieren können.

Bei *äußeren Rosinen* sind wir gleichzeitig mit unserer Wahrnehmung nach außen und nach innen beschäftigt. Unser Sehen, Hören, Tasten, Riechen und Schmecken kann im Mittelpunkt stehen. Unsere täglichen Aufgaben erledigen wir üblicherweise möglichst effektiv und mit geringem Zeitaufwand. Egal, ob Körperpflege, Freizeit, Hausarbeit oder Beruf – die Zeit ist für uns so knapp geworden, dass wir am meisten zufrieden sind, wenn wir etwas zügig erledigt haben, keiner sollte trödeln.

Im Selbstachtsamkeitstraining wird vorgeschlagen, den Alltag achtsamer zu gestalten.

Natürlich wollen wir weiter effektiv sein und unser Arbeitspensum erfüllen. Aber vielleicht ist es möglich, kleine Momente im Alltag bewusster als bisher zu gestalten. Vielleicht können wir während einer Tätigkeit den Bezug zu unserem Körper beibehalten. Vielleicht können wir etwas erledigen und gleichzeitig spüren, wie es uns dabei geht.

Haben Sie schon einmal achtsam Ihre Zähne geputzt? Können Sie sich vorstellen, achtsam Geschirr zu spülen oder achtsam Kartoffeln zu schälen? Wie würden Sie achtsam durch einen Supermarkt gehen? Was bedeutet Achtsamkeit im Gespräch mit anderen Menschen? Kann man im Stress des Berufsalltags überhaupt irgendwie achtsam sein?

Die folgende Übung können Sie als Anleitung für ganz unterschiedliche Situationen verwenden.

Stellen Sie sich zunächst einmal eine Tätigkeit vor, die Sie häufig durchführen. Jeder Sportler, der eine bestimmte Strecke fahren oder laufen muss, bereitet sich mental darauf vor, indem er die Strecke vorher innerlich fährt oder läuft. Dies wird Ihnen mit einigen Situationen in Ihrem Alltag sicherlich auch gut gelingen. Nehmen Sie etwas möglichst Einfaches und Kurzes, z. B. wie Sie sich einen Kaffee oder Tee zubereiten, wie Sie ein Brot schmieren, den Briefkasten leeren, sich einen Apfel schälen, eine Banane essen, ein Telefonat erledigen – irgendetwas.

Wenn Sie sich für eine Situation entschieden haben, stellen Sie sich vor, wie Sie das ganz schnell und zügig erledigen.

Jetzt stellen Sie sich vor, dass Sie sich zunächst etwas Zeit nehmen, sich auf diese Alltagssituation vorzubereiten. Sie können Ihren Körper etwas lockern, schütteln Sie einfach einmal Ihre Arme rechts und links vom Stuhl ... und lockern Sie auch Ihre Beine ... machen Sie es sich wieder auf dem Stuhl bequem ...

Achten Sie jetzt verstärkt auf Ihre Atmung ... Spüren Sie die Atmung in den Schultern ... Wie sich die Schultern beim Einatmen heben und beim Ausatmen senken ...

Spüren Sie, wie die Atmung fließt ... wie angenehm kühle, frische Luft den Oberkörper durchströmt ... und wie die warme Luft dann langsam wieder hinausströmt ...

Gehen Sie nun mit Ihrer Wahrnehmung vom Oberkörper ... über die Schultern ... zu Ihrem Hals und zum Kopf ... Wie spüren Sie Ihren Kopf? ... Ist er gut ausbalanciert? ... Bewegen Sie den Kopf einmal langsam hin und her und versuchen Sie eine gute Balance zu finden. ... Bewegen Sie Ihren Kopf jetzt leicht nach hinten und richten Sie sich dabei im Oberkörper etwas auf ... Lassen Sie dann Ihren Kopf langsam nach vorne sinken, so dass Ihr Kinn sich der Brust nähert. Wiederholen Sie dieses Nicken mit dem Kopf noch einmal ... und noch einmal ... Jetzt verbinden Sie das Nicken mit der Atmung ... Beim Einatmen heben Sie den Kopf, ... beim Ausatmen sinkt der Kopf automatisch nach vorne. Wiederholen Sie das Kopfnicken nun einige Male im Rhythmus und Fließen des Atems. ... Durch dieses Kopfnicken schaffen Sie sich für Ihre Tätigkeit eine positive Grundhaltung.

Mit diesem Gefühl in Armen und Beinen, in der Atmung, in den Schultern und im Nacken-Kopf-Bereich lenken Sie nun Ihre Aufmerksamkeit auf die von Ihnen gewählte Tätigkeit. Stellen Sie sich vor, wie Sie die Tätigkeit durchführen ... Versuchen Sie, sich alle wichtigen Details vorzustellen ... und jetzt achten Sie dabei gleichzeitig auf Ihren Körper ... Sie sind mit etwas beschäftigt und spüren gleichzeitig, wie die Atmung Ihre Tätigkeit begleitet ... wie sich Schultern und Nacken auf die Tätigkeit einstellen können ... Was spüren Sie sonst im Körper ... Welche Gedanken begleiten Sie ... welche Gefühle?

Lassen Sie diese Erfahrungen noch einen kurzen Moment nachwirken, bevor wir die Übung dann beenden.

Aktivieren Sie sich jetzt wieder über Ihre Atmung, die Erlebnisse bleiben in der Erinnerung. Atmen Sie tief ein und aus, bewegen Sie Arme und Beine, strecken und dehnen Sie sich, und kommen dann in den aktiven Alltag zurück.

Sie haben mit dieser Übung die Möglichkeit der geteilten Aufmerksamkeit kennen gelernt. Die Voraussetzung für einen achtsamen Umgang mit sich selbst ist die gleichzeitige Wahrnehmung der Außenwelt *und* der inneren Gefühle.

Besonders wichtig für unsere innerseelische Balance sind natürlich auch unsere *zwischenmenschlichen Beziehungen*. Daher können wir die Menschen, die wir sehr mögen, die uns gut tun, durchaus als eine Rosine einbeziehen.

Seien Sie also einfach kreativ und legen Sie eine Art inneres Tagebuch darüber an, welche Situationen für Sie in Frage kämen. Machen Sie sich am besten eine kleine Stichwortliste. Sie können für diese Überlegungen auch das Tagebuch Gutes Leben (siehe unten) nutzen. Dann suchen Sie sich eine Situation aus, mit der Sie anfangen können, Erfahrungen zu sammeln.

Nehmen Sie sich am Anfang bitte nicht zu viel vor. Fangen Sie mit ein oder zwei achtsamen Rosinenmomenten am besten regelmäßig morgens an. Das Weitere ergibt sich dann schon von selbst.

Tagebuch Gutes Leben – 15 achtsame Momente, die zu beachten sind

Eine gute Möglichkeit, den Tagesablauf hinsichtlich Achtsamkeit zu analysieren und zu bewerten, ist die Beschäftigung mit dem Tagebuch Gutes Leben (Auszug in Abb. 5.1). Sie finden hier 15 Aussagen zu Ihrem Tagesablauf, die Sie mit »ja« oder »nein« beantworten können.

Die Aussagen sind in fünf Themenbereiche gegliedert, die sich bei Umfragen in der deutschen Bevölkerung als besonders aussagefähig für gutes Leben gezeigt haben:

- Erholungsfähigkeit
- Freizeitgestaltung
- Beziehung zu anderen Menschen

- Würdigung der erbrachten Leistung
- Umgang mit sich selbst

Sie erkennen in diesen Bereichen Themen der Achtsamkeit wieder, zu denen auch schon an anderen Stellen dieses Buches Ausführungen zu finden sind. Die Aufteilung hier gibt eine gewisse Systematik vor, die sich sehr gut eignet, wenn man abends die Aussagen wie eine kleine Checkliste durchgeht und sich ähnlich wie der italienische Graf achtsame Momente des Tages noch einmal vor Augen führt. Dazu kann das Tagebuch z. B. auch neben dem Bett auf dem Nachttisch liegen und als letzte Aktivität wie ein Rosinenmoment den Tag abschließen.

Schauen wir uns zwei Bereiche einmal genauer an:
Momente der Erholung:

- Heute konnte ich gut abschalten
- Heute gab es Momente, in denen ich die Ruhe genossen habe
- Heute gab es Momente, in denen ich mich körperlich wohl gefühlt habe

Bei der Frage »ja« oder »nein« geht es natürlich nicht darum, dass der ganze Tag so gewesen ist, sondern dass ich mir bewusst mache, ob ich das heute einmal so erlebt habe. Wenn ich beispielsweise in der Mit-

Tagebuch „Gutes Leben"

Habe ich in der Woche vom bis gut gelebt?	So	Mo	Di	Mi
Momente der Erholung				
Heute konnte ich gut abschalten und an etwas anderes denken.				
Heute gab es Momente, in denen ich die Ruhe genossen habe.				
Heute gab es Momente, in denen ich mich körperlich wohl gefühlt habe.				
Bereich Leistung				
Meine Arbeitsziele habe ich mir heute so gesetzt, dass ich sie erreichen konnte.				
Woran ich heute gearbeitet habe, war für mich persönlich wichtig.				
Heute habe ich meine Arbeit häufig durch kurze Erholungspausen unterbrochen.				
Erfahrungen mit Beziehungen				
Heute habe ich gemeinsam mit anderen gelacht.				
Heute habe ich das Zusammensein mit anderen genossen.				
Bei Meinungsverschiedenheiten fanden wir heute zu einer guten Einigung				
Bereich Freizeit				
Heute habe ich mich an etwas erfreut.				
Heute gab es Momente, in denen ich den Alltag hinter mir gelassen habe.				
Heute habe ich etwas Interessantes erlebt oder getan.				
Umgang mit sich selbst				
Über meine Fehler konnte ich heute schmunzeln.				
Heute habe ich mich gelobt.				
Mit meinen körperlichen Beschwerden konnte ich mich heute versöhnen.				

Abb. 5.1 Tagebuch Gutes Leben (s. Online-Material)

tagspause einen Moment der Ruhe erlebt habe, nachdem alle das Büro zum Mittagessen verlassen haben, dann ist das auf jeden Fall schon ein »ja« wert.

Wir betonen das deswegen, weil wir die Erfahrung gemacht haben, dass viele Menschen sehr streng mit sich sind, hohe Erwartungen haben und die kleinen Momente gar nicht mehr würdigen.

Nehmen wir den Bereich *Erfahrungen mit Beziehungen:*

- Heute habe ich gemeinsam mit anderen gelacht
- Heute habe ich das Zusammensein mit anderen genossen
- Bei Meinungsverschiedenheiten fanden wir heute zu einer guten Einigung

Manche mögen erstaunt sein, dass wir ausgerechnet diese drei Sätze ausgesucht haben, um die zwischenmenschlichen Beziehungen im Alltag aussagekräftig zu kennzeichnen. In einigen Versuchen konnten wir feststellen, dass es genau diese drei Themen sind, die den Menschen beim Ausfüllen des Tagebuches besonders prägnant waren. Das *Lachen zusammen mit anderen* bleibt einerseits gut in Erinnerung, andererseits achte ich mehr darauf mit anderen zu lachen, wenn ich weiß, dass es Teil des Guten Lebens ist. Das Thema, wie ich mit Meinungsverschiedenheiten und *Konflikten mit anderen Menschen* umgehe, wurde schon im ersten Kapitel als bedeutsam für die Stressreduktion im Alltag beschrieben. Gute Einigung bedeutet für jeden etwas anderes. Für manche bedeutet es das schon, wenn sie Konflikten aus dem Wege gehen können. Andere erleben es als gute Einigung, wenn sie nicht immer nachgeben, sondern sich auch einmal durchsetzen können. Gute Einigung kann schließlich auch bedeuten, dass beide mit einem Kompromiss sehr zufrieden sind.

Auch muss jeder für sich individuelle Kriterien finden, was es heißt, das *Zusammensein mit anderen zu genießen*. Das Tagebuch ist in diesem Zusammenhang keine feste Vorgabe, sondern Kriterien können sich ändern und weiterentwickeln. Während das Genießen anfangs bedeuten kann, durch die Arbeit im Team allgemein gut unterstützt zu sein, können sich später Untergruppen bilden, in denen man sich dann besonders gut zusammenfindet. Für einen Vorgesetzten kann es bedeuten, dass er im Laufe der Zeit einen guten Mittelweg zwischen kritischer Kontrolle der Arbeit seiner Mitarbeiter und Fürsorge für etwas Schwächere im Team findet.

In jedem Fall sollte das *Tagebuch als Anregung* verstanden werden. Man könnte auch noch weitere Aussagen zu den fünf Bereichen finden, die in der persönlichen Lebenssituation besonders wichtig sind. Schmerzpatienten finden hier oft auch interessante Aspekte aus der Anwendung der Übungen für ihre 37 Minuten. Bei der Analyse und Dokumentation »Wie war Ihr Tag heute?« sollten Sie unbedingt auch den italienischen Grafen vor Augen haben. Auch an einem Tag, an dem Sie nur ein »Ja« finden, hat es sich gelohnt zu leben.

Wenn Sie sich damit noch etwas intensiver beschäftigen wollen, können Sie folgende kleine Übung einmal auf sich wirken lassen:

Lenken Sie die Aufmerksamkeit auf Ihre Gedanken und inneren Erlebnisse … lassen Sie nun die letzten Stunden einmal innerlich vorbeiziehen … Beginnen Sie morgens mit dem Aufstehen … Wie sind Sie aufgewacht? … Fühlten Sie sich heute morgen ausgeschlafen?

Was haben Sie zu Beginn Ihres Tages gemacht? … Wie haben Sie gefrühstückt? Wie haben Sie danach den Alltag begonnen? … Sind Sie zur Arbeit gefahren? … Welche Menschen haben Sie getroffen? … Lassen Sie einige Momente des bisherigen Tages vor Ihrem inneren Auge vorbeiziehen … wie eine Art Tagebuch.

Vermerken Sie in Ihrem Tagebuch Gutes Leben nun, wie Sie in diesen Situationen mit sich selbst umgegangen sind … haben Sie sich heute schon über etwas gefreut ? … haben Sie sich selbst einmal gelobt? … haben Sie sich gut und unterstützend zugeredet? … haben Sie über Ihre Fehler lachen können? … sind Sie mit dem zufrieden, was Sie heute erreicht haben?

Seien Sie dabei nicht zu streng und kritisch mit sich … auch wenn Sie nur einen kleinen Moment des guten Lebens finden, ist das schon einen Tagebucheintrag wert.

Vielleicht genügt es auch schon, wenn Sie sich heute etwas Freiraum schaffen konnten? … Vielleicht gab es Momente, in denen Sie den Alltag hinter sich lassen konnten?

Gerade kleine und unscheinbare Tagebucheinträge können wie Rosinen wirken. Denn oft übersehen wir die kleinen Momente des guten Lebens, während wir uns durch den zähen Teig des Alltags kämpfen.

Ich möchte Sie nun bitten, dass Sie sich für drei Situationen heute entscheiden, die Sie in Ihr Tagebuch Gutes Leben eintragen. ... Seien Sie dabei großzügig und achten Sie besonders auf die kleinen Dinge ... machen Sie sich nach der Übung Notizen, damit können Sie sich jederzeit wieder daran erinnern.

... Lassen Sie die Übung etwas ausklingen, atmen Sie tief ein und aus ... Spüren Sie wieder die Energie und aktivieren Sie sich wieder für den Alltag ...

Welche Erfahrungen und Werte sind mir wichtig?

Zu den Schutzfaktoren für gesundes Leben, die wir im ersten Kapitel aufgelistet hatten, zählen auch die überdauernden Werte, die meine Persönlichkeit prägen und vor allem für meinen Sinnbezug in dieser Welt wichtig sind. Antonovsky könnte das so formuliert haben: »Die Menschen sind die gesündesten, die wissen, warum sie auf dieser Welt sind!«

Jemand hat einmal gezählt, wie viele Werte er in der philosophischen und psychologischen Literatur finden konnte, und er kam auf etwas über 360. D. h., so viele Tage, wie das Jahr hat, so viele Werte lassen sich benennen. Damit wir einen Eindruck davon bekommen können, worum es dabei geht, seien im Folgenden einige Werte aufgelistet:

... Zuverlässigkeit, Entscheidungsbereitschaft, Fairness, Einfühlungsvermögen, Pünktlichkeit, Freiheit, Vertrauen, Mitleid, Konfliktvermeidung, Anlehnungsbedürfnis, Kreativität, Sinnhaftigkeit, Konsequenz, Geduld, Leistungsbereitschaft, Konkurrenz, Gerechtigkeit, Neid, Loyalität, Harmonie, der Beste sein wollen, Entspannung, Zusammenarbeit, andere Meinungen respektieren, Humor, Einsamkeit, Bedürfnisse aufschieben, Respekt, Gleichheit, so sein können, wie ich bin, Abenteuer suchen, Freizeit, Familie, Partnerschaft, Korrektheit ... und natürlich Achtsamkeit.

Dies sind nur einige wenige aus der Vielzahl möglicher Werte.

Was fällt Ihnen auf? Haben Sie beim Lesen schon gemerkt, dass Ihnen einige Begriffe vertrauter sind als andere? Konnten sie zu bestimmten Werten sofort »ja« sagen? Bei anderen haben Sie eher die Stirne gerunzelt? Wie ging es Ihnen mit dem »Neid«? Auch ein Wert? Oder eher überflüssig und wertlos? Es gibt auch Werte, die mal positiv, mal aber auch hinderlich sein können, z. B. Vertrauen oder Harmonie. Bei anderen Werten wiederum kommt es auf die Dosierung an, z. B. Korrektheit oder Leistungsbereitschaft.

Wollen Sie Ihre eigene Wertewelt genauer kennen lernen? Dann überlegen Sie einmal, welche drei Werte Ihnen besonders wichtig sind. Das können Werte aus der Liste oben sein. Vielleicht finden Sie aber auch noch andere Werte, die für Sie bedeutsam sind. Schreiben Sie die drei Werte am besten in das Kästchen:

Dann wählen sie einen der drei Werte, der Ihnen im Leben und in der Beziehung zu anderen Menschen besonders wichtig ist.

Versuchen Sie nun zwei oder drei Situationen zu finden, in denen dieser Wert für Sie heute eine besondere Rolle spielt. Oder wo Sie ihn gut einsetzen können. Auch hier können Sie einige Stichworte notieren.

Nun lehnen Sie sich zurück und überlegen mit Ihrem Kopfkino, wie dieser Wert bei Ihnen entstanden ist. Wann Ihnen der Wert zum ersten Mal aufgefallen ist. Welche Menschen und welche Situationen diesen Wert geprägt haben. Welche Vorbilder Sie damit verbinden.

Dann gehen Sie in Ihrem Kopfkino einige Jahre in die Zukunft und schauen sich einmal an, wie dieser Wert sich weiterentwickeln wird. Werden Sie ihn mehr nutzen können? Gibt es Entwicklungen, die diesen Wert gefährden könnten?

Zugegeben, eine anspruchsvolle Art, sein Kopfkino einzusetzen. Es lohnt sich durchaus, sich einmal damit auseinander zu setzen, was eigentlich wirklich wichtig im Leben für mich ist.

Dazu gehören auch die grundlegenden Fragen der Sinnhaftigkeit meines Hierseins auf dieser Welt. Welche Fähigkeiten habe ich? Was ist an mir besonders? Wie bin ich hier verwurzelt? Wo gehöre ich hin? Welche Menschen sind mir wichtig? Für wen bin ich wichtig? Wer würde mich vermissen? In wem werde ich später gedanklich weiterleben?

Sicherlich werden Sie nicht sofort Antworten auf diese Fragen finden, die Suche nach der persönlichen Sinnhaftigkeit ist mindestens ein Fünfjahresprogramm.

Wie kann ich mit »Rückfällen« umgehen?

Wenn Sie das Buch bis hierher durchgelesen haben, wissen Sie natürlich, dass es keine wirklichen Rückfälle gibt. Wenn Sie eine Zeit lang etwas weniger achtsam mit sich umgehen, ist dies auch eine normale Entwicklung. Veränderungen, auch kleine, dauerhaft in unser tägliches Leben zu integrieren, ist eine der anspruchsvollsten Aufgaben, die das Leben uns stellt.

Der Begriff Rückfälle steht daher in Anführungszeichen. Veränderung und Entwicklung schreiben wir normalerweise Kindern, Jugendlichen und jungen Erwachsenen zu. Das Bild der »weiteren« Entwicklung eines »reifen« Erwachsenen entspricht nicht dem Bild von einem reifen Menschen. Entwicklung wird auch biologisch langsamer und manchmal auch schwieriger. Sie ist aber immer möglich, auch Skifahren kann ein sportlicher Mensch (nicht jeder!) noch mit 80 Jahren neu lernen. Gerade im Bereich Achtsamkeit, Lebensstil, Bewegung und Entspannung ist bis ins hohe Alter Entwicklung und Veränderung möglich.

Die 78-jährige Evalina H. ist chronische Schmerzpatientin und leidet seit dem 27. Lebensjahr unter einer Angststörung. Sie erlernte einfache Entspannungs- und Achtsamkeitsübungen, die sie täglich mit gutem Erfolg anwendete. Eigentlich hatte sie gedacht, dass die Schmerzen damit geringer werden würden. Dieser Erfolg blieb aber zunächst aus. Sie stellte jedoch fest, dass im Laufe der Zeit ihre Ängste abnahmen und sie selbstsicherer wurde. Damit konnte sie sich besser auch außerhalb ihrer Wohnung bewegen, so dass die Schmerzen erträglicher wurden. Diesen doppelten Effekt hatte sie nicht erwartet. Das Ergebnis trug wesentlich dazu bei, dass sie die Übungen längerfristig täglich durchführte.

Wie kann nun die Idee einer Lebensstiländerung nachhaltig wirken?

Kann Ihnen Achtsamkeit dabei helfen?

Vier Dinge sind wichtig:

> Erwartungen realistisch planen
> Offen sein für neue Erfahrungen
> Beziehungen zu anderen Menschen nutzen
> Täglich etwas für sich tun

Häufig erwarten Schmerzpatienten von der Behandlung schnelle Schmerzfreiheit. Menschen mit Schlafstörungen erwarten sofortigen, guten Schlaf nach der ersten Kursstunde Autogenes Training. Menschen mit Angststörungen lenken alle Energie dahin, Ängste unbedingt zu vermeiden. Menschen mit Stress versuchen ständig, ihre Umgebung stressfreier zu gestalten, anstatt die einfachen Möglichkeiten der Stressreduktion bei sich selbst zu nutzen.

Lebensstiländerungen beginnen morgens, sind aber nicht an einem Tag zu schaffen.

Ob einer ernst macht im Leben, merkt man nicht an den großen Entscheidungen, sondern an den kleinen Umsetzungen im Alltag.
Romano Guardini, Theologe und Philosoph

Unser Gehirn reagiert sehr stark auf schnelle Belohnung. Wenn unser Belohnungssystem auf ein Verhalten sofort anspricht, wird die Wahrscheinlichkeit, dass wir uns wieder so verhalten, steigen. Achtsamkeitsübungen können schon beim ersten Mal wirksam sein. In der Regel steigt jedoch ihre Wirksamkeit mit der Übung und Praxis. Achtsamkeit braucht etwas Geduld. Seien Sie also gespannt, welche neuen Erfahrungen Sie bei Achtsamkeitsübungen immer wieder machen können. Manchmal ist es dazu auch notwendig oder förderlich, gewohnte Pfade zu verlassen, etwas anderes zu machen oder kleine Risiken einzugehen.

Für viele Menschen ist es hilfreich, wenn sie Veränderungen zusammen mit anderen planen und dabei auch begleitet werden. Das können Freunde oder die Familie sein, bei Schmerzen und Ängsten könnten Selbsthilfegruppen eine gute Unterstützung sein. Auch unser Gesundheitssystem kann hier Impulse geben, z. B. in Form von Vorsorgekursen. Therapeutische Hilfe kann zeitweise eine Unterstützung sein. Längerfristig müssen Lebensstiländerungen jedoch von dem Einzelnen selbst gestaltet und im Alltag umgesetzt werden. Legen Sie dieses Buch daher auf Ihren Nachttisch, damit Sie schon morgens beim Aufwachen daran erinnert werden. Überspielen Sie einzelne oder alle Übungen der CD auf ihr Handy und lassen Sie diese zwischendurch auf sich wirken.

Zum Schluss noch ein Tipp: Manche Rosinen sollten Ihr Geheimnis bleiben. Was diese sehr persönlichen Momente für Sie selbst bedeuten, sollten Sie nicht anderen Menschen verraten. Schon seit unserer Kindheit wissen wir, dass Geheimnisse eine große Wirkung haben. Es macht uns Spaß und es ist ein total gutes Gefühl, etwas zu haben, … etwas zu tun, … etwas zu können, wovon andere nichts wissen.

Nachwort

Wir nehmen an, dass Therapeutinnen und Therapeuten, die viel mit achtsamkeitsbasierten Methoden arbeiten, dieses Buch kritisieren werden. Schon unser Konzept, Achtsamkeit mit Aufmerksamkeit und Konzentration zu verbinden, ist sicherlich eine pragmatische Vereinfachung. Dies werden viele Achtsamkeitslehrer/innen ablehnen.

Die traditionellen Achtsamkeitsübungen aus dem MBSR-Programm fehlen in diesem Buch bzw. fallen deutlich kürzer aus. Diese für Patienten mit Schmerzen »ungriffigen« und langen Übungen sollen jedoch nicht grundsätzlich ausgeschlossen bleiben. Wer unter chronischen Schmerzen leidet und gute Erfahrungen mit unseren kurzen Übungen zur Achtsamkeit über den Tag verteilt macht im Sinne von Symptomlinderung, der sei auch an dieser Stelle ermuntert, weitere, neue Erfahrungen im Bereich der Achtsamkeit zu sammeln.

Gutes Leben und Lebensstiländerung können, müssen aber nicht etwas mit Achtsamkeit zu tun haben. Einem Leben unter ständiger Bedrohung oder am Existenzminimum kann man schwer mit Achtsamkeit begegnen. Hier sind andere Vorgehensweisen gefragt, z. B. aktive Veränderung von Missständen, politisches Engagement oder Entwicklung von Kraft durch Solidarität.

Wir sind uns dieser Konflikte bewusst. Oberste Prinzipien dieses Buches zu Achtsamkeit und Schmerzlinderung sind jedoch Patientennähe, direkte Anwendbarkeit und sofortige Alltagstauglichkeit.

Wir hoffen, dass diese Überlegungen eine kritische, weiterführende Diskussion anstoßen können.

Anhang

Hinweise zum Online-Material
Im Text des Buches finden Sie immer wieder Hinweise auf weitergehende Informationen und Material, das Sie online unter Eingabe des Such-Codes OM96099 auf www.klett-cotta.de abrufen können.

Sie können Material wie das Schmerztagebuch, 37-Minuten-Schmerzritual, Tagebuch Gutes Leben u. Ä. als PDF-Datei herunterladen und ausdrucken.

Erklärung der verwendeten Symbole

Wenn Sie dieses Zeichen sehen, folgt ein Patientenbeispiel.

Hier sind die Übungen auf der CD.

Jetzt kommt ein besonderer Tipp.

Hier beginnt eine Übung.

Kopfkino zum Ausprobieren – Inhalt der CD

Track 1   Hinweise zur Benutzung dieser CD   (4:56)

Track 2   Ein einfacher Beginn: 4711, der Atemcode   (2:04)
Entspannung

Track 3   Der Bodyscan für zwischendurch   (6:54)   *Achtsamkeit*

Track 4   Der Schrankenwärter   (2:48)   *Bewegung*

Track 5   Wenn Geräusche stören   (6:29)
Achtsamkeit und Aufmerksamkeitslenkung

Track 6   Der Kirschenklauer   (2:25)   *Bewegung*

Track 7   In den Atem schwingen   (4:22)   *Entspannung*

Track 8   Der Stadtrat   (2:09)   *Bewegung*

Track 9   Das Gedankenpendel – Einleitung   (1:38)

Track 10   Das Gedankenpendel   (4:59)   *Aufmerksamkeitslenkung*

Track 11   Bodyscan und Imagination   (6:25)
Achtsamkeit und Aufmerksamkeitslenkung

Track 12   Frau Müller – Frau Meier   (2:39)   *Bewegung*

Track 13   Aktives Kopfkino entspannt   (5:36)
Achtsamkeit und Aufmerksamkeitslenkung

Track 14   Nein, Waldi, der Kühlschrank bleibt heute zu   (2:27)
Bewegung

Track 15   Wie ich meinen Schmerz beeinflussen kann   (5:51)
Aufmerksamkeitslenkung

Track 16   Mit dem Rhythmus runterfahren   (3:10)   *Entspannung*

Track 17   Der kurze Jacob – Einleitung   (1:07)

Track 18   Der kurze Jacob   (6:25)   *Entspannung*

Umgang mit der CD – was gilt es zu beachten?
Was bedeutet »Kopfkino«? Kopfkino sind bewegte Bilder, die unsere Gedanken und Gefühle begleiten können. Unsere innere Erlebniswelt bewirkt, dass Bilder sich zu einem inneren Film zusammenfügen können, einer Art Traum bei wachem Bewusstsein. Die Erfahrung zeigt: Je öfter wir solche Übungen mit Kopfkino verbinden, desto intensiver werden die inneren Bilder.

Auf dieser CD finden Sie dazu 15 verschiedene Übungen, die sich zum Lockern, zum Entspannen und zur kurzen Achtsamkeit eignen.

Damit Sie die Übungen gut in Ihren Alltag aufnehmen können, haben wir nur kurze Sequenzen ausgewählt. Übungen, die länger als 5 Minuten dauern, sind für die meisten Menschen nicht alltagstauglich und geraten schnell in Vergessenheit.

Es gibt auch keine Musik auf dieser CD, denn diese würde Sie nur von den eigentlichen Inhalten ablenken.

Damit Sie sich im Alltag gut daran erinnern, haben wir unseren Übungen prägnante Namen gegeben. So kann man den »Schrankenwärter« gut an der Supermarktkasse machen, den »Stadtrat« in der U-Bahn und den »kurzen Jacob« in der Pause, während andere eine Zigarette rauchen gehen. Immer wenn Sie zwischendurch eine kleine Pause haben oder auf etwas warten, machen Sie in Zukunft eine der kleinen Übungen – das tut Ihrem Körper gut und die kleine Auszeit für die Seele wirkt sich längerfristig erstaunlich nachhaltig auf Ihre Persönlichkeit aus. Sie können die Übungen auch miteinander kombinieren – z. B. den »Schrankenwärter« zur Lockerung und direkt danach den »Bodyscan« zur Achtsamkeit.

Eine Zuordnung, ob eine Übung eher zur Lockerung durch Bewegung, zur verstärkten Achtsamkeit oder zur Verbesserung der Entspannung geeignet ist, lesen Sie in der dritten Spalte der Tabelle.

> Wenn Sie mit dieser CD eine optimale Wirkung erreichen wollen, sollten Sie Folgendes beachten:
> Machen Sie die Übungen bitte nicht gleich mit, sondern hören Sie sie erst einmal einfach nur an. Sie wissen ja nicht, was kommt. Prüfen Sie beim Zuhören genau, wie Sie mit der Stimme mitgehen können, ob Ihnen die Worte passend sind und ob die angesprochenen Bilder Ihnen gefallen.

Die *Übungen zur Entspannung und zur Achtsamkeit* machen Sie am besten im Sitzen. Achten Sie bitte am Ende der jeweiligen Übung immer auf eine gute Rückorientierung in die Realität. Achtsamkeit und Entspannung werden trotzdem weiterwirken. Zur Rückorientierung am Ende atmen Sie tief ein und aus, strecken und dehnen sich und öffnen dann wieder die Augen.

Die *Bewegungsübungen* machen Sie im Stehen und mit offenen Augen. Achten Sie dabei auf einen guten Stand. Wenn irgendwelche unangenehmen Erscheinungen auftreten sollten oder Sie das Gefühl haben, dass die Übungen Ihnen und Ihrem Körper nicht gut tun, dann beenden Sie die Übung, schütteln den Körper etwas aus und versuchen eine der anderen Übungen.

Sollte Ihnen bei den Bewegungsübungen schwindelig werden, dann führen Sie diese zunächst einmal im Sitzen durch.

Alle Übungen sind über viele Jahre hinweg von einigen Tausend Patienten und Kursteilnehmern angewendet worden und haben sich als sehr hilfreich für den Alltag erwiesen. Die Bewegungsübungen wurden in den 90er Jahren mit erfahrenen Sporttherapeuten und Krankengymnasten entwickelt. Sie können daher alle Übungen unbedenklich einfach mal ausprobieren.

Beachten Sie aber, dass Sie diese Übungen nicht in Situationen durchführen sollten, die Ihre Aufmerksamkeit fordern, wie z. B. im Straßenverkehr oder bei der Bedienung von Maschinen.

Nützliche Adressen von Selbsthilfegruppen

Vereinigung aktiver Schmerzpatienten, SchmerzLOS e. V.
https://www.schmerzlos-ev.de/

Deutsche Schmerzgesellschaft e. V.
http://www.dgss.org/patienteninformationen/netzwerke-der-versorgung/patienten-selbsthilfe/

Nationale Kontakt- und Informationsstelle zur Anregung und Unterstützung von Selbsthilfegruppen
www.nakos.de

Deutsche Schmerzliga
http://www.schmerzliga.de/

Angst-Hilfe e. V.
https://www.angstselbsthilfe.de/

Hilfe bei Stress und Burn-out
http://www.hilfe-bei-burnout.de/austausch/selbsthilfegruppen/

Krankenkasseninformationen
www.krankenkassen.de/gesundheit/selbsthilfegruppen/

Deutsche Migräne- und Kopfschmerzgesellschaft
http://www.dmkg.de/patienten.html

Literatur für Patientinnen und Patienten

Aus der Vielzahl verschiedenster Ratgeber haben wir eine subjektive Auswahl getroffen, die wir gerne empfehlen. Der Markt ist diesbezüglich sehr umfänglich und bietet viele Bücher und CDs unterschiedlichster Qualität. Wenn Sie einen Ratgeber suchen, achten Sie vor allem darauf, ob Sie der Text und die Übungen ansprechen und ob die Inhalte verständlich dargestellt sind. Hochglanzfarbfotos im Buch mögen im ersten Moment beeindruckend sein, bringen aber für Ihre Anwendung zur Veränderung nicht viel. Sie machen das Buch nur dicker und teurer.

Autogenes Training. Das Original-Übungsheft, 26. Auflage (2016). Johannes Heinrich Schultz, TRIAS.

Stressfrei durch Progressive Relaxation: Mehr Gelassenheit durch Tiefmuskel-Entspannung nach Jacobson (2011). Dietmar Ohm, TRIAS.

Das Achtsamkeits-Übungsbuch für Beruf und Alltag, 6. Auflage (2016). Halko Weiss, Michael E. Harrer & Thomas Dietz, Klett-Cotta.

Im Alltag Ruhe finden – Meditationen für ein gelassenes Leben (2015). Jon Kabat-Zinn, Knaur MensSana.

Achtsamkeit. Die Rosinenmethode: Die besten Übungen für den Alltag (2009). Claus Derra, TRIAS.

Chronische Schmerzen. Selbsthilfe und Therapiebegleitung (2014). Martin von Wachter, Springer.

Rote Karte für den Schmerz: Wie Kinder und Eltern aus dem Teufelskreis chronischer Schmerzen ausbrechen (2016). Michael Dobe & Boris Zernikow, Carl Auer Verlag.

Gelassen und sicher im Stress. Das Stresskompetenz-Buch: Stress erkennen, verstehen, bewältigen (2015). Gert Kaluza, Springer.

Gelassen im Stress. Bausteine für ein achtsameres Leben (2012). Diana Drexler, Klett-Cotta.

Keine Panik vor der Panik! – Kleine Tipps gegen die große Angst (2012). Silke Porath, Schwarzkopf & Schwarzkopf.

Ängste verstehen und überwinden. Wie Sie sich von Angst, Panik und Phobien befreien (2011). Doris Wolf, PAL.

Timeout statt Burnout. Einübung in die Lebenskunst der Achtsamkeit (2014). Cornelia Löhmer & Rüdiger Standhardt, Klett-Cotta.

Depression und Burn-out überwinden. Ihr roter Faden aus der Krise: Die wirksamsten Selbsthilfestrategien (2016). Sabine Gapp-Bauß, VAK.

Zuhause im eigenen Körper. Strategien für eine lebendige Körperwahrnehmung (2015). Sabine Ecker, Beltz.

Literatur für Therapeutinnen und Therapeuten

Hier haben wir eine kleine Auswahl mit inhaltlichem Schwerpunkt auf dem chronischen Schmerz vorgenommen. Therapeuten sind oft so gut vernetzt, dass Informationen über gute Literatur schnell ausgetauscht werden. Die Büchertische auf Kongressen bieten gute konkrete Einblicke in die jeweiligen Bücher. Für Ärzte und Therapeuten ist es genauso wichtig, die Inhalte der Bücher zu kennen, die ihre Patienten lesen.

Achtsamkeit für Psychotherapeuten und Berater (2012). Gerhard Zarbock, Axel Ammann & Silka Ringer, Beltz.

Psychosomatische Schmerztherapie. Grundlagen, Diagnostik, Therapie und Begutachtung (2013). Ulrich T. Egle & Burkhard Zentgraf, Kohlhammer.

Psychoedukation bei chronischen Schmerzen. Manual und Materialien (2016). Martin von Wachter & Askan Hendrischke, Springer.

Psychologische Schmerzbewältigung (2009). Helena Harms, Ernst-Reinhardt-Verlag.

Chronischen Schmerz bewältigen (2014). Barbara Glier, Klett-Cotta.

Verschmerzt! 99 hypnotische Angebote bei chronischen Schmerzen (2009). Achim Stenzel, CIP-Medien.

Handbuch Multimodale Stresskompetenz (MMSK). Konzept – Didaktik/Methodik – Übungsmaterial (2014). Renate Mathesius & Wolf-Ulrich Scholz, Pabst Sc. Publ.

Literaturverzeichnis zum Buch

Einführung
Egle, U. T. & Roth, G. (2016): Neurobiologie von Schmerz und Stress. Ärztliche Psychotherapie, 11: 120 – 129.

Kapitel 1
Kabat-Zinn, J. (2007): Im Alltag Ruhe finden. Frankfurt am Main: Fischer Taschenbuch Verlag.
Bucci, W. (1997): Psychoanalysis and Cognitive Science: A Multiple Code Theory. New York: Guilford Press.
Presse- und Informationsamt der Bundesregierung (Hrsg.) (2016): Lebensqualität und Gut leben in Deutschland. Berlin.
Engel, G. (1977): From biomedical to biopsychosocial: Being scientific in the human domain. Psychosomatics, 38: 521 – 528.
Antonovsky, A. (1987): The salutogenic perspective: Toward a new view of health and illness. Advances, 4(1), 1987: 47 – 55.
Bundeszentrale für gesundheitliche Aufklärung (Hrsg.) (1996): Was erhält Menschen gesund? Köln: BZgA.
Grawe, K. (2004): Neuropsychotherapie. Göttingen: Hogrefe.
Petzold, T. D. (2010): Praxisbuch Salutogenese – warum Gesundheit ansteckend ist. München: Südwest.

Lorenz, R.-F. (2016): Salutogenese. Grundwissen für Psychologen, Mediziner, Gesundheits- und Pflegewissenschaftler, 3. Auflage. München: Reinhardt Verlag.

Willi, J. (2007): Die Kunst gemeinsamen Wachsens: Ko-Evolution in Partnerschaft, Familie und Kultur. Freiburg im Breisgau: Herder.

Rosenberg, M. B. (2016): Gewaltfreie Kommunikation. Eine Sprache des Lebens. Paderborn: Junfermann Verlag.

Hüther, G. (2015): Die Macht der inneren Bilder. Wie Visionen das Gehirn, den Menschen und die Welt verändern, 9. Auflage. Göttingen: Vandenhoeck & Ruprecht.

Kapitel 2

Egle, U. T. & Zentgraf, B. (2013): Psychosomatische Schmerztherapie. Grundlagen, Diagnostik, Therapie und Begutachtung. Stuttgart: Kohlhammer.

Kapitel 3

Lazarus, R. S. & Launier, R. (1981): Streßbezogene Transaktionen zwischen Personen und Umwelt. In: Nitsch, J. R. (Hrsg.), Streß: Theorien, Untersuchungen und Maßnahmen, Bern: Huber.

Schubert, C. (2015): Psychoneuroimmunologie und Psychotherapie. Stuttgart: Schattauer.

Kaluza, G. (2015): Stressbewältigung. Trainingsmanual zur psychologischen Gesundheitsförderung. Heidelberg: Springer.

Fengler, J. (1993): Helfen macht müde. Stuttgart: Klett-Cotta.

Burisch, M. (2013): Das Burnout-Syndrom: Theorie der inneren Erschöpfung – Zahlreiche Fallbeispiele – Hilfen zur Selbsthilfe. Heidelberg: Springer.

Kabat-Zinn, J. (1991): Full Catastrophe Living: Using the Wisdom of Your Body and Mind to Face Stress, Pain, and Illness. Delta Trade Paperbacks.

Kapitel 4

Lindemann, H. (1973): Autogenes Training: Überleben im Stress, der Weg zur Entspannung, Gesundheit, Leistungssteigerung. München: Heyne.

Coue, E. (2012): Autosuggestion. Die Kraft der Selbstbeeinflussung durch positives Denken. Aarau: AZ Fachverlage.

Alman, B. & Lambrou, P. (2010): Selbsthypnose. Ein Handbuch zur Selbsttherapie. Heidelberg: Carl Auer Verlag.

Kapitel 5

Derra, C. (2009): Achtsamkeit. Die Rosinenmethode. Stuttgart: TRIAS.

Über die Autoren

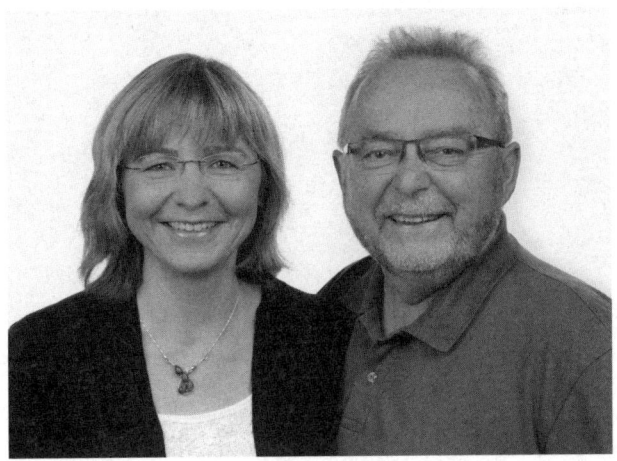

Claus Derra, Dr. med., ist Arzt und Diplom-Psychologe, Facharzt für Psychiatrie, psychosomatische Medizin und Psychotherapie mit dem Spezialgebiet Schmerztherapie, tätig in eigener psychotherapeutischer Praxis in Bad Mergentheim und Berlin.

Corinna Schilling, Dr. med., ist Fachärztin für Anästhesiologie, spezielle Schmerztherapie und Palliativmedizin, Weiterbildung in Mediation und Fortbildung in Akupunktur, Hypnose und manueller Medizin. Sie arbeitet als niedergelassene Schmerztherapeutin in Berlin.

www.klett-cotta.de/fachbuch

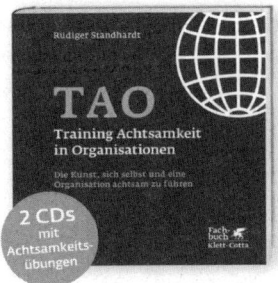

Rüdiger Standhardt
TAO – Training Achtsamkeit in Organisationen
Die Kunst, sich selbst und eine Organisation achtsam zu führen

312 Seiten, gebunden, mit 2 Hör-CDs
€ 30,– (D). ISBN 978-3-608-98483-5

Achtsamkeit – Die Antwort auf die aktuellen Herausforderungen in der Arbeitswelt

Immer mehr Menschen leiden unter Unsicherheit, Arbeitsverdichtung und der enormen Veränderungsgeschwindigkeit. Klar ist auch: Die individuellen und kollektiven Herausforderungen werden weiter zunehmen! Daher sind wirksame Gegenpole umso wichtiger. Hierzu gehören Innehalten, Entschleunigung, Bewusstheit und Stille.
Die Einübung der Achtsamkeit für den beruflichen Alltag ist ein Weg der Persönlichkeitsentwicklung und zugleich noch viel mehr: ein innovativer Ansatz der achtsamen Kommunikations-, Führungskräfte- und Organisationsentwicklung.

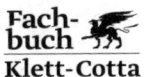

www.klett-cotta.de/fachbuch

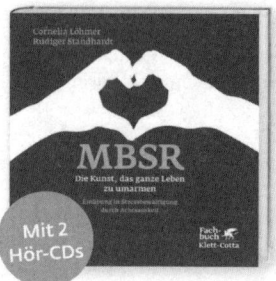

Cornelia Löhmer, Rüdiger Standhardt
MBSR – Die Kunst, das ganze Leben zu umarmen
Einübung in Stressbewältigung durch Achtsamkeit

Mit Beiträgen von Britta Hölzel und Ulrich Ott
und einem Vorwort von Michael von Brück
286 Seiten, gebunden,
mit vielen Abbildungen und zwei Hör-CDs
ISBN 978-3-608-94579-9

Die komplette MBSR-Übungspraxis in einem Buch

»»MBSR« ist ein kleinformatiges Buch für alle, die sich achtsamer mit sich selbst und ihrem Alltag auseinandersetzen und dabei verschiedene Methoden verknüpfen wollen, sowie für jene, die etwas für ihre Selbstheilungskräfte tun möchten.«
Mathias Tietke, Yoga aktuell

»Ein wunderbares Buch mit detaillierten Beschreibungen sowohl der Übungen, als auch der Kursinhalte.«
Winfried Kümmel, lotus-kreis.de

»… das Buch ist für Neugierige, Anfänger und Fortgeschrittene sehr zu empfehlen.«
Kirsten Oleimeulen, Socialnet.de

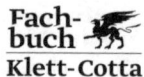

www.klett-cotta.de

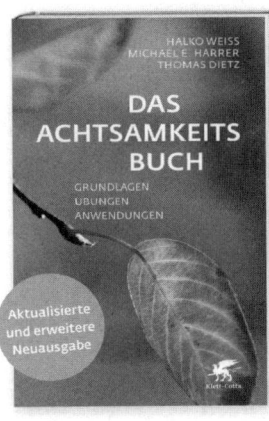

Halko Weiss, Michael E. Harrer, Thomas Dietz
Das Achtsamkeitsbuch
Grundlagen, Übungen, Anwendungen

346 Seiten, gebunden
ISBN 978-3-608-96458-5

Achtsamkeit bringt eine neue Qualität in Ihr Leben – durch mehr Sensibilität, Konzentration und Offenheit

Achtsamkeit bereichert unser Leben durch mehr Balance, Erfüllung und das Glück der Zufriedenheit. Auf der Basis langjähriger Erfahrungen zeigen die Autoren praxisnah, wie Achtsamkeit im täglichen Leben zu einem freundlicheren, mitfühlenden und fürsorglichen Umgang mit sich selbst beitragen kann. Diese Neuausgabe enthält für beratende und heilende Berufe wertvolle neue Forschungsergebnisse und ein Kapitel über ethische Aspekte der Achtsamkeitspraxis.

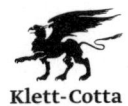

Klett-Cotta